Luz Angamarca
Gloria Changoluisa

Troubles musculo-squelettiques dus à des mouvements répétitifs

Luz Angamarca
Gloria Changoluisa

Troubles musculo-squelettiques dus à des mouvements répétitifs

Application de la liste de contrôle Ocra

ScienciaScripts

Imprint

Any brand names and product names mentioned in this book are subject to trademark, brand or patent protection and are trademarks or registered trademarks of their respective holders. The use of brand names, product names, common names, trade names, product descriptions etc. even without a particular marking in this work is in no way to be construed to mean that such names may be regarded as unrestricted in respect of trademark and brand protection legislation and could thus be used by anyone.

Cover image: www.ingimage.com

This book is a translation from the original published under ISBN 978-620-2-80955-9.

Publisher:
Sciencia Scripts
is a trademark of
International Book Market Service Ltd., member of OmniScriptum Publishing Group
17 Meldrum Street, Beau Bassin 71504, Mauritius
Printed at: see last page
ISBN: 978-620-2-82019-6

Copyright © Luz Angamarca, Gloria Changoluisa
Copyright © 2021 International Book Market Service Ltd., member of OmniScriptum Publishing Group

"La science est belle et c'est à cause de cette beauté que nous devons y travailler, et peut-être qu'un jour, une découverte scientifique telle que le radium pourra profiter à l'humanité tout entière.

Madame Curie

À PROPOS DE CE LIVRE

Le fait d'être devant un ordinateur pendant un certain temps entraîne sans aucun doute des problèmes de vision, une posture forcée ou inadéquate, ainsi que des lésions dues à des mouvements répétitifs, c'est-à-dire qu'il se produit un déséquilibre entre la santé et le travail et ce, d'autant plus lorsqu'il s'agit d'un professionnel qui travaille dans le domaine administratif et dont les performances sont axées sur l'exécution de tâches répétitives, ce qui affecte son rendement sur le lieu de travail tout au long de sa journée en lui présentant des lésions futures.

Les troubles musculo-squelettiques (TMS) liés au travail sont les troubles produits dans les tendons, les muscles, les articulations, les os, le cartilage, les ligaments et les nerfs. Une étude menée en Europe dans 11 entreprises au Danemark sur des personnes utilisant des ordinateurs, 53 % de femmes et 27 % d'hommes, a montré une pondération plus élevée de la douleur dans la région cervicale (Baydur, 2016). Dans un autre article comparatif au Brésil, sur un total de 35 personnes, 17 présentent des douleurs chroniques avec 29% dans la région lombaire, 29% dans la tête, 24% dans les extrémités supérieures, 6% dans le cou et 12% dans la région lombaire et les extrémités dont l'origine est due à une mauvaise posture due à la hauteur de la chaise, de l'accoudoir et de son dossier (Rodrigues, 2017). Ces deux antécédents nous ont motivés à réaliser la présente étude transversale à Quito, en Équateur, dont le but est de fournir des données statistiques sur les niveaux de risque pendant la journée de travail après avoir subi des mouvements répétitifs.

LISTE DES CONTENUS

RÉSUMÉ

Le présent projet de recherche est une étude transversale menée sur une population de 100 employés dans la zone administrative, dans laquelle l'exécution des activités professionnelles des personnes qui manipulent les écrans d'affichage de données dans le district 17D07 a été observée directement et passivement, déterminant le niveau de risque d'acquisition de troubles musculo-squelettiques du travail ; Pour la collecte d'informations, la méthode Check List OCRA a été utilisée en relation avec l'échelle subjective de la douleur EVA. Par la suite, l'analyse des résultats a permis de déterminer que la majorité des travailleurs se trouve dans un niveau de risque moyen de contracter des pathologies liées à leur activité professionnelle dans le membre supérieur et qu'en même temps, une minorité, témoigne d'une fourchette élevée principalement due aux facteurs de posture et de fréquence ; La majorité des travailleurs présentent un risque moyen de contracter des pathologies liées à leur activité professionnelle au niveau du membre supérieur, tandis qu'une minorité présente une fourchette élevée, principalement en raison de facteurs de posture et de fréquence, puisque les personnes évaluées effectuent des actions dynamiques au niveau du poignet - doigts avec des mouvements répétitifs, et des actions statiques dans les zones cervicales et lombaires dorsales après être restées longtemps en position assise, ce qui entraîne l'adoption d'une mauvaise position.

MOTS-CLÉS : TROUBLES MUSCULO-SQUELETTIQUES / MOUVEMENT RÉPÉTITIF / ÉCRANS D'AFFICHAGE.

INTRODUCTION

L'évaluation du mouvement répétitif sur un lieu de travail a permis de mesurer les niveaux de risque lorsqu'ils se trouvent devant un ordinateur dans les membres supérieurs pendant leur journée de travail, pour laquelle leur analyse a été désignée au score des facteurs de : récupération, fréquence, force, posture et mouvements, risques supplémentaires et enfin multiplicateur de durée, qui constituent ensemble l'index de la liste de contrôle OCRA.

Le mouvement répétitif est l'exécution continue de cycles de travail, c'est-à-dire que la même intensité, fréquence et durée doivent être appliquées. Par conséquent, la répétition de mouvements pendant une longue période et avec un certain groupe de muscles génère une distension, c'est-à-dire des "troubles traumatiques cumulatifs", en tenant compte du fait qu'un cycle de travail est connu comme la succession d'activités ou d'opérations effectuées de manière ordonnée et cyclique.

En exerçant une petite force pendant plusieurs répétitions, il peut déterminer l'effet de la détérioration ou de la rupture du système musculaire squelettique, entraînant l'apparition d'une gêne dans les articulations des membres supérieurs, en tenant compte du fait que normalement la musculature dominante de l'hémicorphine est hypertrophiée, il faut donc modifier ou corriger la conception du poste de travail, sans oublier les adaptations des outils utilisés lors de l'exécution de ces activités.

L'ergonomie, en tant que discipline, vise à améliorer les conditions de travail de l'homme, sur la base des exigences biologiques, physiques et psychologiques des travailleurs et des patients ; l'adaptation effective à la vie professionnelle soit dans l'environnement de travail, soit dans l'utilisation d'appareils ou d'opérations concrètes et favorise l'action d'une équipe multidisciplinaire qui recherche un équilibre entre le sujet et le milieu environnant.

Au chapitre I, l'approche et la formulation du problème, ainsi que les objectifs et la justification, sont abordés, et cette section traite également des limites de la recherche.

Le chapitre II encadre les données bibliographiques relatives au sujet à traiter puisque les troubles issus du mouvement continu, étant d'apparition lente et inoffensive, sont ignorés jusqu'à l'acquisition d'un symptôme chronique dont le résultat est généralement un dommage permanent, c'est pourquoi les définitions et classifications sont détaillées telles que les troubles ostéomusculaires, les facteurs de risque, les principales pathologies par mouvement répétitif, l'ergonomie sur le lieu de travail, son analyse ainsi que les mesures correctives envers son environnement physique ou à son tour envers le sujet.

Le chapitre III traite de la méthodologie de la recherche, en commençant par le type, la conception, la population, les critères d'inclusion et d'exclusion, les variables et les batteries utilisées pour la collecte des données, en l'occurrence la liste de contrôle de l'OCRA ainsi que l'évaluation de la douleur EVA.

Le chapitre IV décrit le traitement des données, de l'évaluation à l'analyse et à l'interprétation des données respectives, ainsi que les conclusions et les recommandations.

Enfin, le chapitre V couvre la proposition de mesures correctives en rapport avec l'analyse du chapitre précédent.

LE PROBLÈME

1.1 Approche du problème

Les troubles musculo-squelettiques (TMS) d'origine professionnelle sont les troubles produits dans les tendons, les muscles, les articulations, les os, le cartilage, les ligaments et les nerfs qui provoquent des lombalgies, des tendinites, des épicondylites, des hernies, des cervicalgies et le syndrome du canal carpien chez les travailleurs de tout secteur et de tout âge, les zones les plus touchées étant le dos, le cou, les épaules, les mains, les poignets, les coudes, les genoux et les pieds. (Fondation d'État pour la prévention des risques professionnels [FEPRL], 2017)

Il est pris en considération que les principaux facteurs de risque qui causent des troubles ostéomusculaires selon la FEPRL, (2017) sont : l'adoption de postures forcées, les mouvements répétés, la manipulation de charges, l'exposition à des vibrations mécaniques, etc.

Le fait d'être devant un ordinateur pendant un certain temps entraîne sans aucun doute des problèmes de vision, une posture forcée ou inadéquate ainsi que des blessures dues à des mouvements répétitifs, ce qui affecte leurs performances sur le lieu de travail tout au long de la journée. Après avoir recueilli les données d'une étude menée en Europe dans 11 entreprises au Danemark sur les personnes ayant utilisé un ordinateur, 53 % des femmes ainsi que 27 % des hommes ont une pondération plus élevée de la douleur dans la région cervicale (Baydur, 2016). Dans une autre étude comparative au Brésil, sur un total de 35 personnes, 17 présentaient des douleurs chroniques avec 29% dans la région lombaire, 29% dans la tête, 24% dans les extrémités supérieures, 6% dans le cou et 12% dans la région lombaire et les extrémités dont l'origine est due à une mauvaise posture due à la hauteur de la chaise, de l'accoudoir, ainsi que de son dossier (Rodriguez, 2017).

D'autre part, à Mexico, il nous a dit que les bureaux n'ont pas assez d'espace et que leur éclairage et leur ventilation ne sont pas adéquats, puisque seulement 20% sont des zones spécifiques pour avoir du matériel informatique (Hernández, 2015).

Un article publié par l'Organisation internationale du travail (OIT, 2013) montre des données statistiques que près de 160 millions de personnes par an ont des maladies professionnelles non mortelles au sein desquelles se trouvent des problèmes musculo-squelettiques affectant non seulement la productivité mais aussi l'économie familiale ; c'est pourquoi il est plus bénéfique d'opter pour la prévention des risques en donnant des directives qui devraient être faites pendant la journée de travail, il faut également mentionner qu'il n'existe pas de données plus détaillées en ce qui concerne les hommes avec les femmes pour savoir quel genre affecte avec une plus grande prédominance ; son étude le rend donc important et encore plus dans cette population qui est la partie administrative.

1.2 Formulation du problème

Le travail avec des écrans d'affichage de données peut-il entraîner des risques d'acquisition de troubles musculo-squelettiques à mouvements répétitifs dans le district sanitaire 17D07 ?

1.3 Questions d'orientation

- Quelle zone anatomique correspond à une gêne des travailleurs dans l'exécution de leur travail ?
- Quel est le segment du corps le plus exposé au risque de développer des troubles musculo-squelettiques en travaillant sur des écrans de données ?
- Quels sont les facteurs de risque qui influent sur l'acquisition de troubles musculo-squelettiques lors de l'exécution de la tâche ?

1.4 Objectifs

1.4.1 Objectif général

Analyser le risque d'acquérir des troubles de mouvements répétitifs par la méthode de la liste de contrôle de l'OCRA chez les personnes qui utilisent des écrans d'affichage de données dans le district 17D07.

1.4.2 Objectifs spécifiques

- Déterminer le segment du corps qui se réfère à la sensation subjective de douleur des travailleurs.
- Mesurer le niveau de risque d'acquisition de troubles musculo-squelettiques liés à des mouvements répétitifs pour les travailleurs exposés à des écrans d'affichage de données.
- Déterminer les facteurs de risque les plus courants pour l'acquisition de troubles musculo-squelettiques chez les personnes qui travaillent avec des écrans d'affichage de données.

1.5 Justification et importance

L'ergonomie est une discipline socio-sanitaire qui vise à évaluer les conditions et les facteurs de risque du lieu ou de l'environnement de travail qui interrompent, diminuent ou violent le cours de la performance professionnelle et la satisfaction qu'elle génère en termes de productivité, d'indépendance, d'estime de soi et de participation sociale.

Cette discipline est exclusivement orientée vers les conditions du travail, puisque le travail est considéré comme une activité qui se développe pendant la phase adulte, et permet à l'homme un développement intégral, à partir de ses caractéristiques physiques, mentales, sociales et spirituelles, dans lesquelles il existe des conditions à risque, qui peuvent être évitées, prévenues et contrôlées, et étant considéré comme un être humain actif par nature, il doit diriger des activités qui répondent à ses désirs et à ses besoins.

Le but de notre projet est de réaliser une étude transversale dans le domaine de l'ergonomie dans le district sanitaire 17D07 dont l'objectif est d'établir des données statistiques sur les niveaux de risque d'acquisition de troubles ostéomusculaires des membres supérieurs pendant la journée de travail en raison de mouvements répétitifs devant l'ordinateur. Après l'application de la méthode sélectionnée, des mesures correctives seront proposées pour améliorer notamment son efficacité et son confort lors de l'exécution des activités requises par le poste de travail.

Une fois que cette étude aura été évaluée et analysée, une proposition sera soumise par le biais d'un protocole de mesures correctives en fonction des résultats obtenus : stratégies, adaptations et exercices. Les stratégies seront axées sur le changement d'une tâche pour une autre qui ne nécessite pas de mouvement répétitif ; En second lieu, les adaptations seront des modifications dirigées vers l'environnement physique, en évitant la limitation de l'espace ou à son tour la reconception de l'équipement, par exemple s'il y a des difficultés dans les dispositifs se référant à la hauteur ou à la pression par rapport aux mesures anthropométriques, en diminuant la fatigue et la douleur musculaire, et enfin, les exercices d'étirement qui favorisent le développement intégral de la personne, en aidant à détendre les groupes musculaires des membres supérieurs, qui seront de manière dynamique et de courte durée pour éviter la distension musculaire et l'instabilité articulaire ; réduisant ainsi le risque d'acquérir des troubles ostéomusculaires par des mouvements répétitifs.

1.6   Limitations

- Prendre des mesures correctives à cette entité implique un coût économique très élevé puisque la population est de 100 utilisateurs, donc des mesures applicables à leur site de travail seront proposées.

- Les utilisateurs peuvent réagir de manière excessive aux activités qu'ils exercent pendant la journée de travail.

CADRE THÉORIQUE

2.1 Travail et santé

Le travail est considéré comme une action dans laquelle certains types d'activités doivent être réalisés afin de satisfaire des besoins au sein de la société, et ceci doit être rémunéré ; en plus de considérer la santé comme une priorité lors de la réalisation de ce travail, l'Organisation mondiale de la santé (OMS, 2014) définit la santé comme le bien-être physique, mental et social de l'individu. Le résultat est la relation entre les deux termes, puisque sans la santé, une personne ne pourrait pas satisfaire ses besoins, tels que la nourriture et le logement, et sa productivité et sa qualité de vie seraient diminuées (Navas, 2018).

2.1.1 Travail sur ordinateur et santé

Lorsqu'on parle des tâches effectuées dans une journée de travail qui utilisent des écrans d'affichage de données, il s'agit d'un travail complexe, puisque chaque poste varie selon l'objectif recherché, c'est-à-dire les activités qui sont effectuées au niveau administratif, à partir du traitement de la documentation, soit pour obtenir des informations, soit pour les saisir, faire des rapports, saisir des résultats ou des objectifs, les appels téléphoniques, la participation à des réunions, soit avec des collègues, soit avec des bénéficiaires, jusqu'à la supervision du niveau de performance, et ceux-ci conserveront à leur tour leur niveau d'importance en fonction du temps, donc de leur connaissance, ainsi que des tâches élémentaires, de sorte qu'à l'avenir il peut apporter le risque d'acquérir des troubles musculo-squelettiques liés à la douleur, à la fatigue visuelle et aux maux de tête (Villalobos, 2018).

L'utilisation de ces dispositifs contribue de manière significative à augmenter la production sur le lieu de travail et à faciliter l'entrée d'informations. Les professionnels du secteur administratif dont le travail est axé sur l'exécution de tâches répétitives, la monotonie et le travail dans une certaine période de temps présentent un déséquilibre entre la santé et le travail, car ces activités encouragent l'adoption de positions forcées, de modes de vie sédentaires et ne nuisent pas à la santé du sujet à l'avenir (Navas, 2018).

Les opérateurs sont soumis à des horaires de travail de 8 heures qui sont généralement prolongées, le temps le plus long qu'ils restent devant l'ordinateur et bien qu'aucune force physique ne soit utilisée en tant que telle, cette population exige une plus grande agilité ou rapidité lors de l'exécution de tâches administratives générant des mouvements répétitifs pour présenter ultérieurement des pathologies, cela affecte finalement la santé et la performance, les problèmes les plus fréquents rencontrés sont des problèmes visuels, psychosociaux et musculaires squelettiques (Villalobos, 2018).

2.1.2 Facteurs liés au travail

Il est entendu comme la source ou la cause principale, par laquelle, dérive un dommage de faible ou de forte incidence sur la santé du travailleur, ceux-ci peuvent être déclenchés individuellement ou conjointement. Voici les facteurs qui peuvent être présents sur le lieu de travail :

- Structurel : désigne l'espace de travail, les surfaces, le couloir et les installations.
- Manipulation de l'équipement : Comprend les machines ou les outils qu'ils utilisent pour développer les activités prévues.

- Charges de travail : il en existe deux types : le physique, qui fait référence à l'inconfort et à la présence de douleur, et le mental, qui génère l'épuisement ou le stress.
- Organisation du travail : comprend les horaires de travail en équipe, partiellement ou totalement, les incitations et la monotonie.
- Psychosocial : couvre les conflits entre travailleurs, les conditions d'emploi, le type de contrat.
- Humain : Il s'agit des conditions personnelles du travailleur telles que le niveau de formation, l'état de santé, l'âge, etc.
- Agents physiques, chimiques et biologiques : comprend l'exposition à l'humidité, à la température, aux vibrations, aux substances chimiques ou aux contaminants, aux bactéries, aux virus.

Tous ces facteurs mentionnés ci-dessus peuvent causer un certain niveau de dommages au sujet en question, qui peuvent être minimes, tels que l'agressivité de l'individu, le vieillissement prématuré, les brûlures, les coups, ainsi que les altérations ostéomusculaires affectant la santé de l'opérateur d'une certaine manière lorsqu'il travaille (Navas, 2018).

2.1.3 Risques professionnels

Avec le temps et les progrès technologiques, la compétitivité, ainsi que les rythmes de travail, l'organisation, la charge de travail, etc. sont devenus une source vitale de maladies futures. Tous ces facteurs constituent ce qu'on appelle les risques auxquels le travailleur peut être exposé dans l'accomplissement des tâches requises par son emploi, c'est-à-dire que l'individu peut subir un certain préjudice. Les principaux facteurs d'activation du risque professionnel sont au nombre de quatre : l'être humain (réflexes lents, fatigue, manque de connaissances), le travail (normes, conception inadéquate), les actes dangereux (adoption de postures, utilisation d'équipements défectueux), les conditions dangereuses telles que le bruit, l'éclairage, le manque de propreté (Navas, 2018).

(Instituto Sindical de Trabajo, Ambiente y Salud [ISTAS], 2015) appelle les variables qui provoquent une certaine pathologie ou blessure les facteurs suivants : physiques, tels que le bruit, l'éclairage, la température, la pression, l'humidité ; ergonomiques, dans lesquels nous trouvons des postures inadéquates, un surmenage et un confort sur le lieu de travail ; psychosociaux : le stress pendant la journée de travail, c'est-à-dire la monotonie, la charge de travail ou le travail sous pression ; localisés : l'espace, l'organisation dans la région.

2.2 Troubles musculo-squelettiques

2.2.1 Définition

Dans son article, Luttmann (2004) définit les troubles musculo-squelettiques comme des problèmes du système locomoteur affectant les os, les articulations, les muscles, les tendons, les ligaments et les nerfs. Il souligne également que ces altérations surviennent après l'application d'une force statique ou répétitive, allant d'un faible niveau de douleur (occasionnelle) à une pathologie spécifique. De son côté, l'Organisation mondiale de la santé (OMS) (2014) considère que les lésions musculo-squelettiques sont liées au travail, qu'elles soient dues à des expositions professionnelles ou non professionnelles.

Les symptômes varient et peuvent aller de moins à plus selon la récurrence d'une tâche spécifique ; c'est pourquoi Morales, et al. (2016) soulignent dans leur article en relation avec le National Institute for Occupational Safety and Health (NIOSH) que les symptômes les plus importants comprennent "la douleur, la raideur, ainsi que l'engourdissement" de l'ensemble des muscles qui génèrent une certaine action.

Dans un article réalisé à l'université de Colombie auprès de 99 employés administratifs et enseignants travaillant à l'intérieur et à l'extérieur de l'institution, il est mentionné que les lésions musculo-squelettiques des membres supérieurs, selon la localisation de la douleur, affectent les segments corporels suivants : la région lombaire, puis le poignet et enfin l'épaule (Vargas, 2009).

2.2.2 Étiologie

Villalobos (cité dans Kumar, 2001) explique l'existence de trois théories qui soutiennent l'origine des douleurs musculo-squelettiques et qui sont décrites ci-dessous :

- <u>La théorie différentielle de la fatigue</u> : elle met l'accent sur le confort, car s'il n'existe pas, il génère un déséquilibre futur et un certain degré de fatigue.
- <u>Théorie de la charge accumulée</u> : fait référence au fait que tous les tissus s'usent avec le temps et encore plus si la partie du corps du sujet est surexploitée par la répétition.
- <u>Théorie de la surcharge</u> : Mentionne l'apparition de blessures après avoir dépassé les limites du système ostéomusculaire.

Bien que ce qui précède explique en partie l'étiologie de ces troubles, cela affectera sans aucun doute à court ou à long terme la bonne exécution de leurs fonctions puisque la zone la plus utilisée est plus susceptible d'acquérir tout type de blessure, en particulier dans le système musculo-squelettique.

2.2.3 Facteurs de risque

Les variables qui provoquent l'acquisition d'une certaine pathologie ou lésion sont appelées : physiques, telles que le bruit, l'éclairage, la température, la pression, l'humidité ; ergonomiques, au sein desquelles on trouve des postures inadéquates, un surmenage et un confort sur le lieu de travail ; psychosociales : tension pendant la journée de travail, c'est-à-dire monotonie, charge de travail ou travail sous pression ; localisées : espace, organisation dans la zone (ISTAS, 2015).

Passer beaucoup de temps devant l'ordinateur, produit des douleurs au niveau de la colonne vertébrale, à partir de la région lombaire, est dû à la mauvaise posture utilisée lors de l'exécution des activités, le dos est affecté, puisque les chaises n'ont pas un dossier qui maintient un soutien adéquat de la région lombaire générant plus d'effort pour maintenir un alignement du support avec la courbure de la colonne vertébrale, et enfin le cou est dû au fait que la chaise est trop basse ou l'écran trop haut, l'opérateur bouge donc la tête pour avoir un meilleur angle de vision (Johnson, 2012).

En ce qui concerne les mouvements répétitifs, les facteurs les plus importants sont l'exécution rapide de l'oscillation de petits groupes de muscles dans certains cycles de la tâche, l'application d'une force manuelle externe telle que des claviers rigides, ou un temps de repos insuffisant après avoir effectué une certaine tâche avec l'utilisation de mouvements répétitifs (Instituto Nacional de Seguridad y Salud Laboral [INSST], 2008).

Selon Leijon (cité par Donoso, 2014), les troubles musculo-squelettiques sont dus à quatre groupes de risques sur le lieu de travail : premièrement, les facteurs liés aux conditions de travail, c'est-à-dire la charge physique exercée par l'ensemble des exigences physiques auxquelles le travailleur est soumis pendant la journée de travail, qu'elles soient statiques ou dynamiques ; les facteurs liés aux conditions environnementales des postes et des systèmes de travail, notamment la température, la ventilation, l'éclairage, etc.Les facteurs psycho-travailleurs et organisationnels, qui mettent l'accent sur les différentes activités auxquelles le travailleur est soumis afin d'accomplir sa tâche dans le temps imparti, et enfin les facteurs individuels, qui affectent directement la capacité du travailleur, qu'elle soit fonctionnelle, psychologique ou en fonction de ses capacités.

2.2.4 Étapes

La combinaison d'un ou plusieurs facteurs entraîne l'apparition de la douleur de manière séquentielle jusqu'à ce qu'elle déclenche différents types de troubles, il y a trois étapes :

- <u>Première étape</u> : elle n'affecte pas la performance pendant la journée de travail, malgré cela il y a de la fatigue et un léger inconfort.
- <u>Deuxième étape</u> : elle affecte les performances au travail, notamment lors de l'exécution de mouvements répétitifs, dont les symptômes persistent pendant plusieurs mois.
- <u>Stade 3</u> : affecte la capacité fonctionnelle dans les activités quotidiennes même si vous ne faites pas de mouvements répétitifs, les symptômes persistent même lorsque vous êtes au repos (INSST, 2008)

2.3 Traumatismes répétitifs

Lorsqu'on parle de travail répétitif, le paquet musculaire en charge du mouvement se contracte plus de 30 fois par minute. Même un travail léger comme l'utilisation d'une souris d'ordinateur peut générer un certain niveau d'inconfort ou de douleur, ainsi qu'un gonflement des tendons et une diminution relative de la force, diminuant ainsi la capacité à travailler. La posture a également une influence directe sur le travail répétitif car elle est contrôlée par des réflexes nerveux qui dépendent de l'environnement extérieur pour les activer ; c'est pourquoi nous cherchons à avoir un équilibre entre la charge nécessaire et la charge excessive (Laurig et Vedder, 2012).

Fernández (2007) mentionne que les mouvements répétitifs sur une longue période et avec un certain groupe de muscles génèrent une distension, c'est-à-dire des "troubles traumatiques cumulatifs", constituant ainsi 45 % de toutes les maladies professionnelles en Europe.

Les mouvements constants, continus et maintenus au cours d'un travail qui implique le même ensemble ostéomusculaire, sont connus sous le nom de mouvements répétitifs, ceux qui produisent de la fatigue, de la surcharge, de la douleur et finalement des blessures, par lesquels la performance et la productivité de la performance professionnelle diminue intensément. Il convient de prendre en considération qu'un travail répété, comme le mentionne Silverstein (cité dans Alvarez, 2007), est un travail dont la durée du cycle de travail est inférieure à 30 secondes et dont les caractéristiques sont à leur tour similaires tant en ce qui concerne la force exercée que les caractéristiques spatiales du mouvement.

L'apparition de symptômes liés à la douleur et à l'inconfort, qui sont à l'origine des microtraumatismes répétés, est due à une activité musculaire et à des périodes de récupération insuffisantes. Par conséquent, les facteurs psychosociaux devraient être réduits au minimum afin de générer une plus grande productivité, ce qui permettrait d'accroître la capacité de travail (Laurig, 2012).

2.3.1 Traumatismes de la main et du poignet

Molina, Forns, Rodriguez, Sol et Lopez (2017) mentionnent que les preuves de pathologies dans cette zone du membre supérieur montrent que de longues heures d'exposition à l'ordinateur en utilisant le clavier ou la souris, ainsi que la pression dans l'exécution des activités (facteur psychosocial) influencent considérablement l'apparition de problèmes ostéomusculaires, principalement le syndrome du canal carpien, car il nécessite une augmentation du mouvement et de l'agilité ; le sexe le plus touché est généralement la femme. Le niveau de douleur varie selon l'intensité de la douleur car il dépend de plusieurs facteurs auxquels l'individu est exposé dans l'exécution de ses tâches

Comme ils sont exposés et en contact permanent avec les écrans d'affichage des données, Mikkelsen (2012) indique que la douleur générée par la prise exercée lors de l'utilisation de la souris, est évaluée à un niveau modéré à sévère, en tenant compte du fait que, plus la position et l'âge de l'utilisateur sont élevés, plus le risque d'acquérir un traumatisme à la main ou au poignet, présentant certaines pathologies telles que

- Tendinite : définie comme une inflammation du tendon due à un stress prolongé entraînant un élargissement
- Ténosynovite : inflammation aiguë du tendon ainsi que de sa gaine avec excès de liquide.
- Ténosynovite de Quervain : affecte les muscles longs abducteurs et courts extenseurs du pouce car ils partagent une gaine commune. Lors de l'exécution de vrilles, communément appelée "maladie sécrétoire".
- Doigts à ressort : Affecte la flexo-extension des doigts caractérisée par un saut plus ou moins douloureux dû à l'utilisation d'outils à tranchant.
- Ganglion : Manifestation d'un kyste de la membrane synoviale due à un gonflement de la gaine d'un tendon.
- Syndrome du canal carpien : Piégeage et compression du nerf médian au niveau du poignet derrière le ligament annulaire. Selon Molina et al. (2017), il existe une association entre la prévalence des symptômes au poignet et à la main avec l'utilisation d'une souris d'ordinateur chez les utilisateurs d'écrans d'affichage de données, compte tenu de la prévalence chez le sexe féminin.
- Syndrome du canal de Guyon : Compression du nerf cubital par une pression répétée à la base du devant de la main.
- Syndrome de Raynaud : une mauvaise irrigation sanguine provoquant des doigts cyanosés, ainsi que des picotements (Donoso, 2014)

2.3.2 Traumatisme du bras et du coude

Mikkelsen et al. (cité dans Molina, 2017) notent la présence de douleurs au coude avec une fourchette de modérées à sévères avec 2,7% chez les travailleurs exposés à l'utilisation de souris d'ordinateur dans une étude quasi-expérimentale ; cependant, il y a peu de preuves pour soutenir la présence de pathologie au niveau du coude chez le personnel administratif.

Selon une étude longitudinale de Korpinen (2012), il y a une prévalence de douleurs modérées à sévères dans les coudes et les avant-bras chez 13,9 % du personnel professionnel sélectionné, l'apparition des symptômes étant considérée comme due à l'âge et à l'utilisation de la souris. Par conséquent, les traumatismes associés à la douleur dans ces zones sont les suivants :

- Epicondylite / bursite humérale radiale : Affecte les muscles extenseurs du poignet et provoque des douleurs chroniques dans l'articulation humérale radiale.
- Epitrochléite : douleur chronique au bord interne du bras.
- Syndrome du pronateur rond : Compression du nerf médian au niveau du muscle pronateur rond.
- Syndrome du tunnel radial : Compression du nerf radial lors de la flexion et de la pronation du poignet ou de l'extension du poignet avec supination du bras (INSST, 2008)

2.3.3 Traumatisme de l'épaule et du cou

Il existe peu de preuves liées à l'utilisation d'écrans de visualisation, la collecte d'études transversales et longitudinales détermine l'incidence des douleurs à l'épaule après une charge de travail ou un stress ainsi que l'ergonomie sur le lieu de travail avec les aspects psychosociaux générant un grand impact dans ce domaine ; malgré cela, il y a une contradiction avec les heures de travail, puisque certaines sont directement influencées et d'autres non, liées au personnel de bureau (Molina et al., 2017).

La manipulation continue des écrans d'affichage des données, ainsi que le temps d'exposition intervient considérablement en générant une gêne au niveau cervical, il y a de fortes indications de la présence d'une douleur dans cette zone ainsi que le sexe le plus susceptible de l'acquérir est la femme ; ceci est basé sur la collecte de certaines études tant longitudinales que transversales (Molina et al., 2017).

Selon Zetterberg et al. (2013), le muscle qui présente la plus grande prédominance de la douleur dans la région cervicale est le trapèze, en raison du mouvement exercé lors de l'exécution d'activités visuelles sur 5 heures de travail, pour lesquelles, l'angle de visualisation nécessite la mobilisation du muscle générant une plus grande tension s'il n'est pas à la portée et au confort de l'utilisateur, produisant une douleur et un inconfort lors de l'exécution de leurs tâches en continu ; en outre, Ritcher et al. (2011) indique que la manifestation de symptômes oculaires augmente considérablement le risque d'acquérir des troubles musculo-squelettiques et vice versa, en tenant compte du sexe avec une prévalence chez les femmes de 36,9 % et en fonction du nombre d'heures travaillées, de sorte qu'il n'y a pas de pause tout au long de la journée de travail.

L'acquisition de troubles ostéomusculaires en relation spécifique avec les épaules est due à l'exposition des heures de travail, elle génère donc une gêne, due à l'utilisation d'appareils portables et de ceux qui ont des claviers "souples", selon (Korhan, 2010). L'adoption de certains postes générés par les employés sur le lieu de travail est également liée.

Les traumatismes importants à l'épaule et au cou sont les suivants :

- <u>Tendinite de la coiffe des rotateurs</u> : Inflammation des tendons qui entrent en compétition avec les quatre muscles supra-épineux, infra-épineux, sous-scapulaires et les petits muscles ronds.

- <u>Syndrome costoclaviculaire</u> : Compression du système vasculaire nerveux, en particulier du plexus brachial, provoquant des douleurs à la tête, au cou et à l'épaule.
- <u>Syndrome cervical</u> : douleur et raideur au niveau du cou causées par une flexion-extension brusque (INSST, 2008)

2.4 Données anthropométriques et biomécaniques de bureau

Pour qu'un lieu de travail offre confort et sécurité, il est nécessaire de relier l'anthropométrie à l'ergonomie, qui doit elle-même être directement liée à la biomécanique, afin d'obtenir un équilibre entre les mesures des segments du corps et les outils utilisés pour exercer leurs activités, étant donné que l'être humain est un système articulé complexe, puisque chaque segment dépend de la stabilité et de l'harmonie que les muscles, les os, les tendons, les ligaments, entre autres, exercent pour remplir une fonction spécifique, pour laquelle, être en contact direct avec un environnement matériel et physique nécessite des soins qui ne permettent pas de dommages ou de blessures éventuelles à la santé de l'individu, favorisant son bien-être et une meilleure qualité de sa journée de travail (Obregon, 2016).

2.4.1 Mesures anthropométriques

Ce sont des mesures de la zone tangible du corps humain dans différentes positions pour déterminer la hauteur, la largeur ou la circonférence qui, avec l'ergonomie, permettent de concevoir des outils ou des équipements en fonction des mesures ou des caractéristiques d'un sujet donné. L'instrument qui aide à son évaluation est l'anthropomètre, qui possède une partie fixe et mobile dont la mesure est donnée au moyen de centimètres (Lino, 2014).

L'anthropométrie est une discipline dans le domaine du travail lié à la sécurité et à l'ergonomie, créant ou modifiant un environnement favorable pour les équipements et les outils, de sorte que leur travail est facilité ; c'est-à-dire que sans les mesures ne pourrait pas être fait des conceptions respectives. Il convient de mentionner que cette discipline est subdivisée en statique et en dynamique ; la première est mesurée lorsque le sujet reste au repos dans une certaine position, tandis que l'anthropométrie dynamique ou fonctionnelle ; ses mesures sont le résultat de l'adoption de positions lors de l'exécution d'un certain mouvement. Si lors de l'exécution d'une certaine tâche et que les dimensions sont appropriées, la santé, la productivité et la qualité sur le lieu de travail seront favorisées, si au contraire cet équilibre n'existe pas car il engendrera un désintérêt envers la tâche, une faible productivité et une mauvaise qualité ; c'est pourquoi les systèmes anthropométriques sont fondamentaux puisqu'ils mettent en relation les dimensions du corps de manière totale ou partielle sur son lieu de travail (Obregon, 2016).

Pour qu'il y ait une configuration adéquate de l'environnement par rapport aux dimensions anthropométriques, les caractéristiques physiques des hommes doivent être prises en compte, telles que : la position du corps, l'âge, la santé, la condition physique, le sexe, l'ethnie et la nation d'origine, la profession et enfin les tendances de l'évolution, et les données anthropométriques, qui sont les exigences de mobilité et de flexibilité déterminées par les fonctions habituelles de l'individu, la position du corps lors de l'exécution de l'activité, les modifications de conception visant à l'individualisation ; la complexité, la nature et la fréquence du travail, et l'augmentation de la conception des vêtements et des outils utilisés par le travailleur.

Dans les membres supérieurs, il existe une corrélation entre l'inconfort et les paramètres de conception pour une performance optimale au travail :

Membres seniors :

- <u>Symptômes des épaules</u> : ils sont dus à l'élévation des épaules et les paramètres de conception sont l'absence d'accoudoirs ou leur séparation ou leur assemblage, ainsi que la hauteur de la table et de la chaise.

La colonne vertébrale :

- <u>Symptomatologie cervicale</u> : elle est donnée par la flexion du cou, en ajoutant les paramètres de conception dans la hauteur et l'inclinaison de la table et de la chaise.
- <u>Symptomatologie dorsale</u> : la cause est donnée par le maintien de la flexion dorsale ou son manque de mobilité, en ajoutant les paramètres de conception du dos, la hauteur de la table et enfin la profondeur du siège.
- <u>Symptomatologie lombaire</u> : Elle se retrouve dans les postures très fléchies ou inadéquates, l'immobilité et l'instabilité d'étiologie différente et ses paramètres de conception sont, la hauteur de la table-siège, un dos inadéquat ou une inclinaison excessive et en présence d'un siège très profond ou ferme (Donoso, 2014).

2.4.2 Ergonomie

Étymologiquement, le terme ergonomie vient du grec "ergo" qui signifie travail et activité, tandis que "nomos" désigne des principes ou des normes, aboutissant à l'étude du travail, qui est responsable de l'élaboration de normes visant à améliorer les conditions de travail. Par conséquent, l'adéquation entre l'homme et le travail est due à l'équilibre de l'ergonomie sur le lieu de travail, sans causer de dommages à la santé lors de l'exécution des tâches en fonction de leurs fonctions. (Ergonomie, 2019)

S'il est vrai que l'ergonomie a été définie comme une science qui cherche à améliorer les conditions de travail proportionnellement aux capacités réelles de l'individu et dont le but est d'assurer la "perfection" sur le lieu de travail pour éviter les malaises, la fatigue ou les blessures de nature professionnelle. L'Association internationale d'ergonomie divise l'ergonomie en trois groupes principaux :

- <u>Ergonomie physique</u> : elle aborde les facteurs biomécaniques, physiologiques et anthropométriques de l'individu liés aux situations de travail.
- <u>Ergonomie cognitive</u> : fait référence à tous les processus mentaux, de la perception à la réponse motrice du sujet dans des situations de travail.
- <u>Ergonomie organisationnelle</u> : Optimisation des systèmes socio-techniques, c'est-à-dire du travail effectué entre l'opérateur et la machine ainsi que de l'expérience et des processus organisationnels.

Cela dit, il existe différents critères qui définissent l'ergonomie, mais dans l'ensemble son objectif est de faciliter ou d'adapter une certaine tâche en un temps considérable sans causer d'effets nocifs pour la santé ou par conséquent que ses effets soient minimes (Obregon, 2016).

2.4.3 Biomécanique

La biomécanique selon Gonzales (2006) est la science qui étudie les forces qui agissent sur le corps humain, sur lui-même et, à son tour, l'effet qu'elles provoquent dans l'organisme. Par conséquent, les résultats des analyses biomécaniques servent d'outil de prévention qui, avec l'aide de l'ergonomie, observe les conditions de travail optimales dans la demande de postures, notamment comme technique de prévention pour l'élaboration de guides de conception des équipements et des moyens de travail. L'objectif premier de la biomécanique est l'étude de la réaction du corps aux forces extérieures.

C'est une science qui évalue et explique par ses principes ou ses lois la relation entre le mouvement et l'énergie qu'elle effectue chez les êtres humains pour l'analyser ensuite de manière détaillée afin d'identifier quelles sont les forces appliquées et la possibilité dans son oscillation lors de la réalisation d'une planification et d'une intervention ergonomique adéquate. La biomécanique est basée sur les angles des différentes articulations, en fonction de la traction d'un certain paquet musculaire, c'est-à-dire qu'il faut des leviers dont les types sont le support, la résistance et la génération de force (Donoso, 2014).

L'ergonomie est la biomécanique, qui étudie le système ostéomusculaire ainsi que les structures mécaniques exposées au mouvement et à la force, dont l'objectif principal est de rechercher une performance maximale et ses effets de l'application de forces mécaniques sur les systèmes, afin de proposer ultérieurement des méthodes d'intervention qui minimisent l'impact ; cela se fait par la mesure dynamique de la capacité de l'opérateur et de son exposition à présenter une lésion dans le système locomoteur (Obregon, 2016).

2.5 Système de travail

Le système de travail est l'ensemble des éléments interdépendants permettant de développer leurs fonctions dans un certain espace, dans les conditions imposées par les tâches de travail, dans un environnement organisé. Les éléments qui composent le système de travail sont les suivants :

- <u>Travail</u> : Il s'agit de l'organisation et de la séquence dans le temps et l'espace, soit par les tâches productives, soit par l'ensemble de l'activité humaine.
- <u>Travailleur, opérateur</u> : il s'agit de la personne chargée d'effectuer une ou plusieurs tâches dans le cadre du système de travail.
- <u>Tâche</u> : c'est l'activité ou l'ensemble d'actions visant à obtenir un certain résultat qui sont menées par le travailleur.
- <u>Équipement de travail</u> : il s'agit des outils, des logiciels et du matériel, ainsi que des machines, des appareils et des biens immobiliers.
- <u>Espace</u> : c'est le volume attribué dans un environnement dans lequel le travailleur développe sa tâche.

- <u>Atmosphère</u> : Comprend les facteurs physiques, chimiques, biologiques, organisationnels, sociaux et culturels qui entourent l'employé.
- <u>Processus de travail</u> : c'est l'enchaînement dans le temps et l'espace de l'interaction entre les travailleurs et l'équipe de travail (Cañas, 2009).

2.6 Écrans d'affichage

2.6.1 Définition

En prenant pour référence Moreno (2007), les écrans d'affichage, également appelés display, sont des dispositifs qui permettent la sortie d'informations graphiques et alphanumériques présentes sur le lieu de travail pour remplir diverses fonctions, notamment : la numérisation de données, la communication entre utilisateurs ou des tâches mixtes. Il convient de mentionner que ces appareils, bien qu'ils émettent des rayonnements ionisants, n'affectent pas l'utilisateur car leurs niveaux sont faibles, comme l'indique l'OMS en collaboration avec l'association internationale de radioprotection.

Les différentes tâches à effectuer entraînent surtout une charge physique et mentale en raison de leur interaction avec ces écrans ; c'est ainsi qu'elle est classée en trois types de travail : le premier avec des écrans, le deuxième avec des documents et le troisième avec des travaux mixtes. Chacun d'entre eux a un grand impact provoquant l'acquisition de troubles musculo-squelettiques par des mouvements répétitifs. (Mondelo, 2013).

Lorsqu'il parle de risque, Rubio (2005) fait allusion au fait qu'il découle de la fatigue visuelle, de la charge mentale, de facteurs physiques (somatiques), de facteurs psychosociaux tels que l'isolement ou l'inadaptation. Tout cela entraîne une détérioration de la santé, ainsi qu'une faible performance dans la productivité de l'exécution des tâches.

2.6.2 Fatigue visuelle

La modification fonctionnelle aux effets physiologiques réversibles, due à des contractions excessives et prolongées des muscles oculaires, afin de focaliser les images au niveau de la rétine, est connue sous le nom de fatigue visuelle ; ayant pour symptômes, outre la sensation de fatigue : larmoiements, changements oculomoteurs, douleurs oculaires, réduction de la capacité d'accommodation, maux de tête et inversion des couleurs et pour prévenir, ces symptômes doivent avoir un espace avec un bon éclairage avec une brillance diminuée (Donoso, 2014).

C'est pourquoi il faut tenir compte du fait que s'il y a un éclairage inadéquat, un manque de contraste entre les objets de l'arrière-plan, un éblouissement dû à la mauvaise localisation du foyer lumineux, la présence de fenêtres ou la réflexion sur des surfaces polies, des couleurs inadéquates ou l'absence de combinaison entre elles, des temps d'observation, une distance visuelle courte pendant une longue période et la vitesse à laquelle les indicateurs sont déplacés, car si des mesures adéquates ne sont pas prises, une fatigue visuelle et une erreur humaine peuvent se produire dans leur travail en raison d'un environnement visuel inadéquat.

2.6.3 Types de travail avec les écrans d'affichage des données (DSP)

Pour Mondelo (2013), les problèmes physiques et/ou mentaux dus à la charge de travail devant un moniteur sont liés au type d'activité qu'il exerce le plus ; c'est ainsi qu'ils sont classés en trois catégories :

- <u>Fonctionne avec des écrans</u> : L'opérateur se concentre davantage sur l'écran en n'utilisant pas le clavier, ce qui provoque une fatigue oculaire.
- <u>Travaille avec des documents</u> : L'utilisation du clavier est prédominante et il y a une charge musculo-squelettique due au

mouvement continu. Dans ce travail, l'utilisateur regarde à peine l'écran.

- <u>Œuvres mixtes</u> : les deux précédentes sont combinées, il y a donc un dialogue et une interaction.

2.7 Analyse et conception du lieu de travail

Il s'agit d'un processus par lequel les activités, les fonctions ou les tâches à accomplir par un sujet sur son lieu de travail sont identifiées, enregistrées et ordonnées, ainsi que son exécution dans ce cadre, de même que ses aptitudes ou ses compétences. Cela dit, trois aspects doivent être pris en compte pour effectuer l'analyse : le contenu, c'est-à-dire les tâches spécifiques qui composent une activité par l'utilisation de matériaux, d'outils ou de machines ; le deuxième aspect se réfère aux exigences de l'emploi sous réserve des connaissances et de l'expérience ; et enfin, le contexte de l'emploi se réfère à l'environnement physique (Torres et Naranjo, 2014).

"Pour une conception correcte sur le lieu de travail, deux aspects principaux doivent être pris en compte : l'analyse des tâches et l'expérimentation (...)". Par ce biais, des informations sont recueillies à la fois sur les compétences et les capacités du travailleur et sur la manière dont elles sont exécutées, afin de proposer ultérieurement des solutions et d'appliquer les changements nécessaires, le cas échéant, pour un résultat optimal dans l'exercice de leurs fonctions (Obregon, 2016).

2.7.1 Exigences de conception pour les dispositifs de saisie d'informations

Pour un travail correct devant l'ordinateur, les dispositifs qui l'intègrent doivent présenter certaines caractéristiques, afin que, de cette façon, la tâche soit facile à réaliser et que le travailleur ait un certain degré de confort.

Les écrans doivent être réglables ou flexibles en ce qui concerne l'éclairage, le contraste, la rotation et l'inclinaison. En ce qui concerne le clavier, il doit être stable avec une inclinaison de 25° et sa distance par rapport à la table doit être de 5 cm pour soutenir le poignet et l'avant-bras, il ne doit pas être trop grand ni trop épais car il augmente l'effort statique dans les zones correspondant au bras et à la colonne vertébrale ; il ne faut pas non plus exercer une force trop importante lors de l'appui sur les touches ; en outre, il faut faire de petites pauses pour ne pas provoquer une surcharge du système ostéomusculaire. En ce qui concerne la souris, elle doit avoir deux boutons, car l'augmentation du nombre de boutons entraîne une moindre fonctionnalité, avec un angle de courbure de 45°, de cette façon la main adoptera une position neutre ; elle doit être proche du clavier sur le côté droit, elle doit être coulissante et sa surface doit être suffisamment grande pour permettre de la déplacer, la prise doit être faite avec le pouce, ainsi qu'avec les quatrième et cinquième doigts (Piñeda, 2014).

2.7.2 Exigences relatives à l'environnement physique

L'éclairage, si possible naturel, les écrans doivent être situés parallèlement aux fenêtres pour éviter la réflexion de celles-ci, les fenêtres doivent avoir des stores ou des rideaux à régler en fonction de l'opérateur, si par contre il y a un éclairage artificiel, celui-ci ne doit pas être des sources de lumière en dessous de 30°, doit être parallèle à l'axe du regard de l'opérateur. Le niveau de bruit ne doit pas dépasser 55 dB. La surface doit être d'une couleur similaire et les tons foncés doivent être évités. (Mondelo, 2013).

2.8 Mesures correctives

Il s'agit de lignes directrices qui aident à prévenir ou à corriger les troubles ergonomiques que l'on y trouve : stratégies, adaptations et exercices. La première consiste à donner des directives pour changer la tâche pour une autre, évitant ainsi la fatigue ou une trop grande répétitivité lors de l'exécution ; les adaptations d'autre part sont dirigées vers l'environnement physique comme la reconception de l'équipement, la limitation de l'espace entre autres ; et enfin les exercices sont centrés sur la personne comme ceux d'étirement. Il convient de mentionner que seul le sujet s'adapte au lieu de travail, en générant une accoutumance et en y apportant des changements, ce qui génère un malaise, même si cela signifie un bénéfice à long terme (Navas, 2018).

Selon Mutual (2008), il est nécessaire de prendre des mesures correctives car une certaine période de temps en position sédentaire et l'adoption de postures incorrectes usent la santé du travailleur, affectant la circulation sanguine, la fatigue et, dans le cas des opérateurs avec des écrans d'affichage de données, les blessures, en particulier à la main et au poignet. C'est pourquoi il est nécessaire de prendre en compte la surface de travail, la chaise de travail, le repose-pied, la hauteur et l'inclinaison de l'écran, le clavier, la souris et le porte-documents lors de la prise de mesures préventives.

2.8.1 Lieu de travail

Pour un travail optimal sur le lieu de travail qui nécessite l'utilisation d'écrans d'affichage de données et une communication spontanée, les limites personnelles doivent être préservées, l'ergonomie garantie, par des transitions entre le travail individuel et le travail en groupe, l'accès visuel, l'aménagement de l'espace et la différenciation des zones de travail.

Le mauvais positionnement de l'ordinateur, la hauteur de la petite ou haute table) ou la mauvaise organisation sont des causes de présence de gêne au niveau de la colonne cervicale, du dos lombaire, des épaules poignet main pour l'adoption de mauvaises positions ; au contraire, le maintien de la même posture générera peu de mobilité tout cela déclenche un risque d'acquérir de futures blessures au niveau du système locomoteur ; il ne faut pas oublier la dynamique des mouvements pour eux les sièges doivent avoir des mécanismes de mouvements pour réduire l'impact du maintien de la même position. C'est-à-dire que la mobilité du siège doit être prise en compte en fonction de la précision de la tâche, de la hauteur du siège par rapport aux pieds reposant sur le sol, du dossier haut si l'on doit déplacer le tronc vers l'arrière, de l'inclinaison maximale du dossier jusqu'à 20 degrés pour éviter les tensions musculaires dans la région du cou, de l'utilisation d'accoudoirs dont la fonction est d'aider au passage de la position assise à la position debout ou inversement, de leur distance par rapport au coude en position assise (Donoso, 2014).

Un autre élément important est le repose-pieds "dont les dimensions sont d'au moins 50 cm de large sur 40 cm de profondeur avec une inclinaison réglable de 0° à 15° ; ses surfaces doivent être antidérapantes" ; cela permettra la libre circulation des pieds en évitant les accidents (Piñeda, 2014)

D'autre part, les outils manuels fonctionnent en associant trois phénomènes : la répétition, la force et la précision ; c'est pourquoi ils nécessitent un entretien correct, car au fil du temps, ils peuvent être rigides et exiger un plus grand effort pour travailler avec l'outil choisi. Les tables et les plans de travail sont également importants. Nous commençons par la hauteur la plus basse, qui doit être suffisamment large pour que le sujet puisse entrer en position assise, et la largeur et la profondeur doivent être en accord avec le bras étendu de l'utilisateur (Donoso, 2014).

L'environnement est un pilier fondamental et doit être corrélé à la température interne du corps, qui varie entre 36°C et 38°C. D'autre part, si vous êtes exposé à un bruit constant tout au long de la journée de travail, il ne doit pas dépasser 5 dB.

2.8.2 A la personne

Elle correspond à des stratégies au niveau biomécanique, physiologique et biopsychique car les surcharges dans les différentes tâches modifient les systèmes du corps humain. Pour éviter la fatigue et la douleur, il est conseillé de contrôler les heures, ainsi que d'échanger une tâche contre une autre plus simple ou d'effectuer à son tour de courts étirements. D'autre part, une diminution des performances entraîne une augmentation de la charge de travail mental et cela nécessite une répartition appropriée des pauses (Donoso, 2014).

Habituellement, un opérateur se trouve devant l'ordinateur pendant 6 à 8 heures, l'idéal est donc de faire de petites pauses d'au moins 5 minutes pour chaque demi-heure de travail sur votre lieu de travail, c'est-à-dire que cette fois, le sujet doit se lever en favorisant la circulation, en s'étirant et en évitant la fatigue oculaire en gardant le regard fixé sur l'ordinateur.

2.8.2.1 Posturologie

Comme le mentionne Donoso (2014), lorsqu'elle adopte une posture inadéquate, la personne peut avoir un effet secondaire sur sa santé physique et mentale, en raison du stress au travail. Par conséquent, la posture est déterminée par la position qui est exercée dans les articulations pendant un certain temps et on considère qu'une posture neutre en position assise est due lorsqu'il n'y a pas de rotation du tronc, le maintien de la courbure de la colonne vertébrale, le relâchement des bras tombés alors que le regard est modelé sur l'horizontale.

3.1 Type d'enquête

La méthode choisie sera descriptive, car elle permet de recueillir des informations, en précisant les caractéristiques et les composantes d'un phénomène, pour la délimitation des faits qui composent la problématique de recherche (Vásquez, 2016). Ce projet est non expérimental car les variables ne sont pas sujettes à manipulation, c'est-à-dire qu'une observation a été faite dans leur environnement naturel, étant quantitative, dont l'information est basée sur des processus statistiques de mesure et d'analyse.

3.2 Conception de la recherche

La conception de la recherche est de nature transversale, puisque les données ont été recueillies par le biais de vidéos et de photographies pour une analyse ultérieure. Elle est considérée comme une étude de terrain, puisqu'il y a des utilisateurs dans la zone administrative du district sanitaire 17D07.

3.3 Population

Le projet de recherche a été mené auprès de 100 travailleurs sélectionnés au hasard dans la zone administrative souffrant de troubles musculo-squelettiques des membres supérieurs dus à des mouvements répétitifs, de sexe masculin et féminin, qui appartiennent au district sanitaire 17D07, dans la ville de Quito, entre septembre 2019 et février 2020.

3.4 Critères d'inclusion

- Les utilisateurs qui travaillent avec des écrans d'affichage de données tout au long de la journée de travail.
- Travailleurs appartenant au district sanitaire 17D07.
- Utilisateurs âgés de 23 à 50 ans.
- Travailleurs administratifs.

3.5 Critères d'exclusion

- Les utilisateurs qui travaillent avec un écran d'affichage pendant de courtes périodes au cours de la journée de travail.
- Utilisateurs de moins de 23 ans et de plus de 50 ans.
- Les travailleurs techniques ou opérationnels.

3.6 Variables

3.6.1 Variable indépendante

- Exposition à des mouvements répétitifs

3.6.2 Variables dépendantes

- Troubles musculo-squelettiques

3.7 Opérationnalisation des variables

Tableau 1 *Opérationnalisation des variables*

VARIABLE	DEFINITION	DIMENSIONS	INDICATEURS	POINTS	MÉTHODES, TECHNIQUES ET OUTILS
Dépendant Les troubles ostéo-musculaires.	Il s'agit de lésions des articulations, des muscles, des ligaments et des tissus mous, après l'application d'une force statique ou répétitive.	Physicien	Absence de douleur. Une douleur insupportable.	Mild Modéré Grave	**Méthodes** Observation directe Interview **Techniques** Bibliographique et documentaire **Instrument** Échelle d'évaluation analogique de la douleur
Indépendant Mouvements répétitifs.	Séquence de mouvements lors de l'exécution d'une tâche plus de 4 fois par minute.	Physicien Cognitif	Le redressement. Fréquence. La force. Posture et mouvement.	Super. Acceptable. Très léger. Léger. Moyen. Arrêtez.	**Méthodes** Observation directe et entretien **Techniques** Bibliographique et documentaire

Facteurs de risque supplémentaires.	**Instrument** Liste de contrôle de l'OCRA

Préparé par : Angamarca, L et Changoluisa, G (2020).

3.8 Techniques et instruments de collecte de données.

La technique de collecte des données était basée sur l'observation, en raison de la manière directe d'obtenir des informations, au moyen de l'enregistrement visuel des mouvements, du comportement et de la conduite au moment de l'exécution de l'activité. En outre, deux instruments d'évaluation ont été proposés à chaque personne afin de créer une proposition de mesures correctives.

3.8.1 Liste de contrôle de l'OCRA

3.8.1.1 Définition

La Check List de l'OCRA est un outil dérivé de la méthode de l'OCRA qui évalue le niveau de risque en fonction de la probabilité d'acquérir des troubles musculo-squelettiques à partir de mouvements répétitifs dans les membres supérieurs.

3.8.1.2 Notation

Les facteurs de risque seront pris en compte indépendamment en pondérant leur évaluation par le temps pendant lequel chaque facteur est présent dans la durée totale de la tâche, applicable à la journée de travail, ce qui donne une note comprise entre 1 et 10 (Diego-Mas, 2015).

3.8.1.3 Points de découpage

Tableau 2
, action recommandée et indice OCRA équivalent

Index des listes de contrôle de l'OCRA	Niveau de risque	Mesures recommandées	Indice équivalent OCRA

≤ 5	Optimal	Non requis	≤ 1.5
5.1 - 7.5	Acceptable	Non requis	1.6 - 2.2
7.6 – 11	Incertain	Une analyse plus approfondie ou une amélioration de la situation est recommandée	2.3 - 3.5
11.1 – 14	Inacceptable Légère	L'amélioration de l'emploi, la surveillance médicale et la formation sont recommandées	3.6 - 4.5
14.1 - 22.5	Moyen inacceptable	L'amélioration de l'emploi, la surveillance médicale et la formation sont recommandées	4.6 – 9
> 22.5	Niveau élevé inacceptable	L'amélioration de l'emploi, la surveillance médicale et la formation sont recommandées	> 9

Source : (Ergonautes, 2015)

3.8.1.4 Fiabilité et validité

Au moyen des normes ISO 11228-3 et UNE-En 1005-5, il a été établi par consensus international que la méthode OCRA est l'évaluation la plus fiable pour mesurer le risque de travail répétitif dans le membre supérieur. La liste de contrôle OCRA est donc acceptable, car elle est dérivée de la méthode elle-même, et est analytique, quantitative et permet de définir des interventions alternatives, que ce soit à court, moyen ou long terme, réduisant le risque de développer un trouble musculo-squelettique. (CENEA, 2018)

Nombre:
Edad:
Fecha:
Ocupación:

Permite determinar el riesgo y clasificarlo como *Optimo*, *Aceptable*, *Muy Ligero*, *Ligero*, *Medio* o *Alto*. El **ICKL** se calcula empleando la siguiente ecuación:

$$(ICKL) = (FR + FF + FFz + FP + FC) * MD$$

Paso previo; calcular:

Tiempo Neto de Trabajo Repetitivo (TNTR)

$$TNTR = DT - | TNR + P + A |$$

DT = duración en min del turno o el tiempo que ocupa en la jornada.
TNR = tiempo de trabajo no repetitivo en min.
P = duración en min de las pausas que realiza mientras ocupa el puesto.
A = duración del descanso para el almuerzo en min.

Tiempo Neto del Ciclo de trabajo (TNC).

$$TNC = 60 * TNTR / NC$$

TNC = vendrá expresado en segundos
NC = número de ciclos de trabajo que realiza en el puesto.

Para conocer **NC** (número de ciclos de trabajo que el trabajador realiza en el puesto) puedes hacer lo siguiente:
Si en cada ciclo el trabajador realiza **una** pieza, NC será igual al número de piezas que realiza.
Si en cada ciclo el trabajador realiza **x** piezas, NC será igual al número de piezas que realiza dividido por **x**.

*El valor del Índice Check List Ocra (**ICKL**) es el resultado de cinco factores:*

1. Cálculo del Factor de Recuperación (FR)

Es el tiempo durante el cual uno o varios grupos musculares implicados en el movimiento permanecen totalmente en reposo

FACTOR DE RECUPERACIÓN (FR)	PUNTUACIÓN
- Existe una interrupción de al menos 8 minutos cada hora de trabajo (contando el descanso del almuerzo). - El periodo de recuperación está incluido en el ciclo de trabajo (al menos 10 segundos consecutivos de cada 60, en todos los ciclos de todo el turno)	0
- Existen al menos 4 interrupciones (además del descanso del almuerzo) de al menos 8 minutos en un turno de 7-8 horas. - Existen 4 interrupciones de al menos 8 minutos en un turno de 6 horas (sin descanso para el almuerzo).	2
- Existen 3 pausas, de al menos 8 minutos, además del descanso para el almuerzo, en un turno de 7-8 horas. - Existen 2 pausas, de al menos 8 minutos, en un turno de 6 horas (sin descanso para el almuerzo).	3
- Existen 2 pausas, de al menos 8 minutos, además del descanso para el almuerzo, en un turno de 7-8 horas. - Existen 3 pausas (sin descanso para el almuerzo), de al menos 8 minutos, en un turno de 7-8	4

horas. - Existe 1 pausa, de al menos 8 minutos, en un turno de 6 horas.	
- Existe 1 pausa, de al menos 8 minutos, en un turno de 7 horas sin descanso para almorzar. - En 8 horas sólo existe el descanso para almorzar (el descanso del almuerzo se incluye en las horas de trabajo).	6
- No existen pausas reales, excepto de unos poco minutos (menos de 5) en 7-8 horas de turno.	10

La puntuación de este factor depende de la duración total de la ocupación del puesto. Si no es posible encontrar la situación específica del puesto evaluado entre las que se proponen en la Tabla, deberá escogerse la más aproximada.

2. Cálculo del Factor de Frecuencia (FF)

Se determina el tiempo de Ciclo de Trabajo, número y tipo de Acciones Técnicas en un Ciclo de Trabajo para lo cual es necesario identificar el tipo de las acciones realizadas en el puesto en la cual hay dos tipos de acciones:

ESTÁTICAS	DINÁMICAS
Se caracterizan por tener una mayor duración (contracción de los músculos continua y mantenida por 5seg. o más.	Se caracterizan por ser breves y repetidas (sucesión periódica de tensiones y relajamientos de los músculos actuantes de corta duración)

ACCIONES TÉCNICAS DINÁMICAS	ATD
Los movimientos del brazo son lentos (20 acciones/minuto). Se permiten pequeñas pausas frecuentes.	0
Los movimientos del brazo no son demasiado rápidos (30 acciones/minuto). Se permiten pequeñas pausas.	1
Los movimientos del brazo son bastante rápidos (más de 40 acciones/minuto). Se permiten pequeñas pausas.	3
Los movimientos del brazo son bastante rápidos (más de 40 acciones/minuto). Sólo se permiten pequeñas pausas ocasionales e irregulares.	4
Los movimientos del brazo son rápidos (más de 50 acciones/minuto). Sólo se permiten pequeñas pausas ocasionales e irregulares.	6
Los movimientos del brazo son rápidos (más de 60 acciones/minuto). La carencia de pausas dificulta el mantenimiento del ritmo.	8
Los movimientos del brazo se realizan con una frecuencia muy alta (70 acciones/minuto o más). No se permiten las pausas.	10

Aunque en la aplicación del Check List OCRA las acciones técnicas se valoran de forma general, también se recopilan algunas acciones técnicas habituales que puede servir de guía para su identificación:

ACCIÓN TÉCNICA	DEFINICIÓN Y CRITERIOS
MOVER	Transportar un objeto a un determinado sitio usando los miembros superiores (sin caminar). Mover un objeto debería considerarse como una acción exclusivamente cuando el objeto pese más de 2 kg (con el agarre de fuerza) o 1 kg (con la mano en pinza) y el brazo haga un amplio movimiento de hombro abarcando una distancia superior a 1 un metro.
ALCANZAR	Llevar la mano a un lugar preestablecido. Alcanzar un objeto debería considerase una acción sólo cuando el objeto está colocado más allá de la longitud de la extremidad superior extendida y no es alcanzable andando, por lo que el operador debe mover el tronco y los hombros para alcanzar el objeto. Si el lugar de trabajo es usado por hombres y mujeres, o sólo por mujeres, la medida de la longitud de la extremidad superior extendida corresponde a 50 cm (5 percentil de mujeres), y esta longitud debe usarse como referencia.

AGARRAR/TOMAR	Asir un objeto con la mano o los dedos para realizar una actividad o tarea.
TOMAR DE UNA MANO A LA OTRA	Las acciones de asir con una mano un objeto, pasarlo a la otra mano y asirlo de nuevo con ella, se considerarán dos acciones técnicas separadas: una para la mano derecha y otra para la mano izquierda.
COLOCAR	Posicionar un objeto o una herramienta en un punto preestablecido. SINÓNIMOS: posicionar, apoyar, poner, disponer, dejar, reposicionar, volver a poner.
INTRODUCIR/SACAR	La acción de introducir o sacar debe considerarse como una acción técnica cuando se requiere el uso de fuerza. SINÓNIMOS: Extraer, insertar.
EMPUJAR/TIRAR	Deben contarse como acciones pues resultan de la aplicación de fuerza, aunque sea poca, con la intención de obtener un resultado específico. SINÓNIMOS: Presionar, desconectar piezas.
PONER EN MARCHA	Debe considerarse una acción cuando la puesta en marcha de una herramienta requiere el uso de un botón o palanca por partes de la mano, o por uno o más dedos. Si la puesta en marcha se hace repetidamente sin cambiar la herramienta, considera una acción por cada puesta en marcha. SINÓNIMOS: presionar botón, bajar palanca.
TRANSPORTAR	Si un objeto que pesa 3 Kg o más es transportado al menos 1 metro, la extremidad superior que soporta el peso es la realiza la acción técnica de "transportar". Un metro significa una verdadera acción de transporte (dos pasos).
ACCIONES ESPECÍFICAS	Acciones específicas que forman parte de un proceso determinado, por ejemplo: Doblar, plegar, curvar, desviar, estrujar, rotar, girar, ajustar, moldear, bajar, alcanzar, golpear, pasar la brocha (contar cada paso de la brocha sobre la parte a ser pintada), rallar (contar cada paso en la parte a ser rallada), alisar, pulir (contar cada paso en la parte a ser pulida), limpiar (contar cada paso en la parte a ser limpiada), martillar (contar cada uno de los golpes), arrojar, etc. Cada una de estas acciones debe ser descrita y contada una vez por cada repetición, por ejemplo, girar dos veces = 2 acciones técnicas.
NO SON ACCIONES TÉCNICAS	
SOLTAR	Si un objeto que ya no es necesario, simplemente se suelta abriendo la mano, o los dedos, entonces la acción no debe ser considerada una acción técnica (es una restitución pasiva, o un dejar caer).
ANDAR, CONTROL VISUAL	No deben ser considerados como acciones técnicas pues no implican ninguna actividad de la extremidad superior.

Adaptado de: Instituto Nacional de Seguridad e Higiene en el Trabajo, Ministerio de Empleo y Seguridad Social. Tareas repetitivas II: evaluación del riesgo para la extremidad superior.

ACCIONES TÉCNICAS ESTÁTICAS	ATE
Se sostiene un objeto durante al menos 5 segundos consecutivos realizándose una o más acciones estáticas durante 2/3 del tiempo de ciclo (o de observación).	2,5
Se sostiene un objeto durante al menos 5 segundos consecutivos, realizándose una o más acciones estáticas durante 3/3 del tiempo de ciclo (o de observación).	4,5

Conocido los valores de ATD y ATE, la puntuación de factor (FF) se obtendrá el máximo de los dos valores.

$$FF = Max\ (ATD\ ;\ ATE\ )$$

3. Cálculo del Factor de Fuerza (FFz)

Se debe calcular únicamente si se ejerce fuerza con los brazos y/o manos al menos una vez cada pocos ciclos y si la aplicación de la fuerza está presente durante todo el movimiento repetitivo.

Se identificarán las acciones que requieren el uso de fuerza de entre las siguientes:	
• Empujar o tirar palancas • Pulsar botones • Cerrar o abrir	• Manejar o apretar componentes • Utilizar herramientas • Elevar o sujetar objetos

ESFUERZO	PUNTUACIÓN	OCRA FFZ
Nulo	0	No se considera
Muy débil	1	No se considera
Débil	2	No se considera
Moderado	3	Fuerza moderada
Moderado	4	Fuerza moderada
Fuerte	5	Fuerza intensa
Fuerte	6	Fuerza intensa
Muy fuerte	7	Fuerza intensa
Cercano al máximo	8	Fuerza casi máxima
Cercano al máximo	9	Fuerza casi máxima
Cercano al máximo	10	Fuerza casi máxima

El factor de fuerza Ocra depende de la intensidad del esfuerzo, para esto, debe emplearse una equivalencia con la **Escala de Esfuerzo Percibido C-10 de Borg** (permite medir la intensidad de un esfuerzo mediante la observación de las expresiones del sujeto durante la realización del esfuerzo).

Se obtendrá una puntuación para cada una de las acciones detectadas en función de la intensidad del esfuerzo (moderado, intenso, casi máximo), y del porcentaje del tiempo del ciclo de trabajo en el que se realiza el esfuerzo. Para ello se empleará la siguiente tabla y finalmente, se obtendrá el valor del Factor Fuerza (FFz) sumando todas las puntuaciones obtenidas.

FUERZA MODERADA		FUERZA INTENSA		FUERZA CASI MÁXIMA	
DURACIÓN	PUNTOS	DURACIÓN	PUNTOS	DURACIÓN	PUNTOS
1/3 del tiempo	2	2 seg. cada 10 min.	4	2 seg. cada 10 min.	6
50% del tiempo	4	1% del tiempo	8	1% del tiempo	12
> 50% del tiempo	6	5% del tiempo	16	5% del tiempo	24
Casi todo el tiempo	8	> 10% del tiempo	24	> 10% del tiempo	32

4. Cálculo de la Postura y Movimiento (FP)

Se valora las posturas y movimientos realizados con el hombro, codo, muñeca y mano, además considera movimientos estereotipados dentro del ciclo de trabajo.
Selección de una única opción para cada grupo corporal: hombro, codo, muñeca y manos

POSTURAS Y MOVIMIENTOS DEL HOMBRO	PHo
El brazo/s no posee apoyo y permanece ligeramente elevado algo más de la mitad el tiempo	1
El brazo se mantiene a la altura de los hombros y sin soporte (o en otra postura extrema) más o menos el 10% del tiempo	2
El brazo se mantiene a la altura de los hombros y sin soporte (o en otra postura extrema) más o menos el 1/3 del tiempo	6
El brazo se mantiene a la altura de los hombros y sin soporte más de la mitad del tiempo	12
El brazo se mantiene a la altura de los hombros y sin soporte todo el tiempo	24
(*) Si las manos permanecen por encima de la altura de la cabeza se duplicarán las puntuaciones.	

POSTURAS Y MOVIMIENTOS DEL CODO	PCo
El codo realiza movimientos repentinos (flexión-extensión o prono-supinación extrema, tirones, golpes) al menos un tercio del tiempo	2
El codo realiza movimientos repentinos (flexión-extensión o prono-supinación extrema, tirones, golpes) más de la mitad del tiempo	4
El codo realiza movimientos repentinos (flexión-extensión o prono-supinación extrema, tirones, golpes) casi todo el tiempo	8

POSTURAS Y MOVIMIENTOS DE LA MUÑECA	PMu
La muñeca permanece doblada en una posición extrema o adopta posturas forzadas (alto grado de flexión-extensión o desviación lateral) al menos 1/3 del tiempo	2
La muñeca permanece doblada en una posición extrema o adopta posturas forzadas (alto grado de flexión-extensión o desviación lateral) más de la mitad del tiempo	4
La muñeca permanece doblada en una posición extrema, todo el tiempo	8

DURACIÓN DEL AGARRE	PMa
Alrededor de 1/3 del tiempo	2
Más de la mitad del tiempo	4
Casi todo el tiempo.	8
(*) El agarre se considerará solo cuando sea de alguno de estos tipos: agarre en pinza o pellizco, agarre en gancho o agarre palmar..	

MOVIMIENTOS ESTEREOTIPADOS	PEs
- Existe repetición de movimientos idénticos del hombro, codo, muñeca, o dedos, al menos 2/3 del tiempo - El tiempo de ciclo está entre 8 y 15 segundos.	1.5
- Existe repetición de movimientos idénticos del hombro, codo, muñeca o dedos, casi todo el tiempo -El tiempo de ciclo es inferior a 8 segundos	3

Obtenidas las 5 puntuaciones anteriores puede calcularse el valor de (FP) Para ello, a la mayor de las puntuaciones obtenidas para el hombro, el codo, la muñeca y la mano, se le sumará la puntuación obtenida para los factores estereotipados según la ecuación:

$$FP = (PHo ; PCo ; PMu ; PMa) + PEs$$

5. Cálculo de los Factores de Riesgo Adicionales (FC)

Se consideran también otros posibles factores complementarios que pueden afectar el riesgo global como el uso de equipos de protección individual, golpes, exposición al frío, vibraciones o ritmos de trabajo inadecuados. Los factores adicionales se engloban en dos tipos: los de tipo físico mecánicos, y socio organizativos:

FACTORES FÍSICO-MECÁNICOS	Ffm
Se utilizan guantes inadecuados (que interfieren en la destreza de sujeción requerida por la tarea) más de la mitad del tiempo	2
La actividad implica golpear (con un martillo, golpear con un pico sobre superficies duras, etc.) con una frecuencia de 2 veces por minuto o más	2
La actividad implica golpear (con un martillo, golpear con un pico sobre superficies duras, etc.) con una frecuencia de 10 veces por hora o más	2
Existe exposición al frío (menos de 0º) más de la mitad del tiempo	2
Se utilizan herramientas que producen vibraciones de nivel bajo/medio 1/3 del tiempo o más	2
Se utilizan herramientas que producen vibraciones de nivel alto 1/3 del tiempo o más	2
Las herramientas utilizadas causan compresiones en la piel (enrojecimiento, callosidades, ampollas, etc.)	2
Se realizan tareas de precisión más de la mitad del tiempo (tareas sobre áreas de menos de 2 o 3 mm.)	2
Existen varios factores adicionales concurrentes, y en total ocupan más de la mitad del tiempo	2
Existen varios factores adicionales concurrentes, y en total ocupan todo el tiempo	3
(*) Si concurren varios factores se escogerá alguna de las dos últimas opciones..	

FACTORES SOCIO-ORGANIZATIVOS	Fso
El ritmo de trabajo está parcialmente determinado por la máquina, con pequeños lapsos de tiempo en los que el ritmo de trabajo puede disminuirse o acelerarse	1
El ritmo de trabajo está totalmente determinado por la máquina	2

Se suman ambas puntuaciones para obtener FC.

$$FC = Efm + Fso$$

Cálculo del Multiplicador de Duración (MD)

El MD se calcula dependiendo del valor del Tiempo neto del trabajo repetitivo (TNTR) calculado al principio. Cuando el tiempo Neto del trabajador Repetitivo (TNTR) es superior a 8h el multiplicador MD siempre será 1.5 independiente de la duración del turno

TIEMPO NETO DE TRABAJO REPETITIVO (TNTR) EN MINUTOS	MD
60-120	0.5
121-180	0.65
181-240	0.75
241-300	0.85
301-360	0.925
361-420	0.95
421-480	1
> 480	1.5

Puntuación Final

Una vez obtenido los puntajes de los diferentes ítems propuestos anteriormente se procederá a realizar la siguiente suma y multiplicación para determinar "El valor del Índice Check List Ocra"

$$(ICKL) = (FR + FF + FFz + FP + FC) * MD$$

Resultado

Índice Check List OCRA	Riesgo	Acción sugerida
Menor o igual a 5	Optimo	No se requiere
Entre 5,1 y 7,5	Aceptable	No se requiere
Entre 7,6 y 11	Muy Ligero	Se recomienda un nuevo análisis o mejora del puesto
Entre 11,1 y 14	Ligero	Se recomienda mejora del puesto, supervisión médica y entrenamiento
Entre 14,1 y 22,5	Medio	Se recomienda mejora del puesto, supervisión médica y entrenamiento
Más de 22,5	Alto	Se recomienda mejora del puesto, supervisión médica y entrenamiento

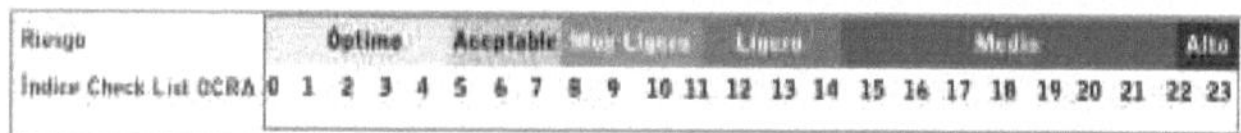

Figura 10.2. Escala de grises para el riesgo asociado al Índice Check List OCRA

Source : (Ergonautes, 2015)

3.8.2 Échelle d'évaluation analogique de la douleur

3.8.2.1 Définition

L'échelle analogique d'évaluation de la douleur est un instrument qui permet de mesurer l'intensité et la perception subjective de la douleur par le travailleur.

3.8.2.2 Notation

Elle consiste en une ligne horizontale de 10 centimètres, à gauche l'absence de douleur avec une note de 0 et à droite la douleur la plus insupportable avec une note de 10 (ARIA, 2012)

3.8.2.3 Points de découpage

Tableau 3
douleur

Intensité de la douleur	Score
Mild	<3
Modéré	4-7
Grave	=>8

Source : (Watson, 2018)

3.8.2.4 Fiabilité et validité

Selon Serrano, et al (2002), "l'échelle de notation analogique, qui est une évaluation fournissant une gamme limitée de mesures avec des points finaux fixes, décrivant la gamme des stimuli douloureux, a été universellement utilisée pour l'évaluation de l'intensité sensorielle et de l'inconfort des inductions expérimentales de la douleur".

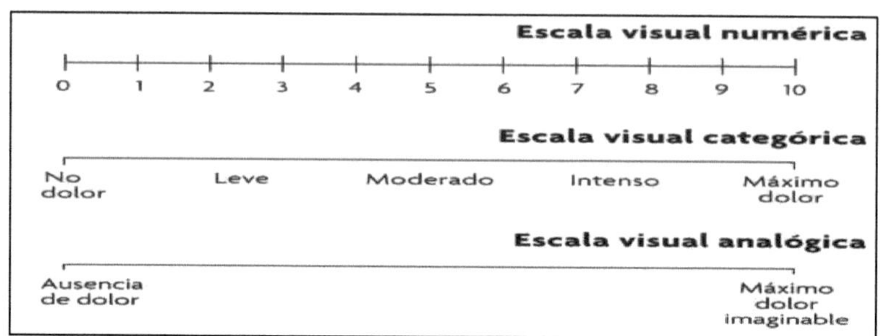

Escala visual numérica
0 1 2 3 4 5 6 7 8 9 10
Escala visual categórica
No dolor
Leve
Moderado
Intenso
Máximo dolor
Escala visual analógica
Ausencia de dolor
Máximo dolor imaginable

Une fois les données collectées, une analyse statistique est effectuée en fonction des résultats obtenus.

5.1 Classification par sexe

Tableau 4

Genre	Employés	Pourcentage
Femme	68	68%
Homme	32	32%
Total	**100**	**100%**

par sexe

Source : District sanitaire 17D07
Préparé par : Angamarca, L et Changoluisa, G (2020).

Figure 1 : Classification par sexe

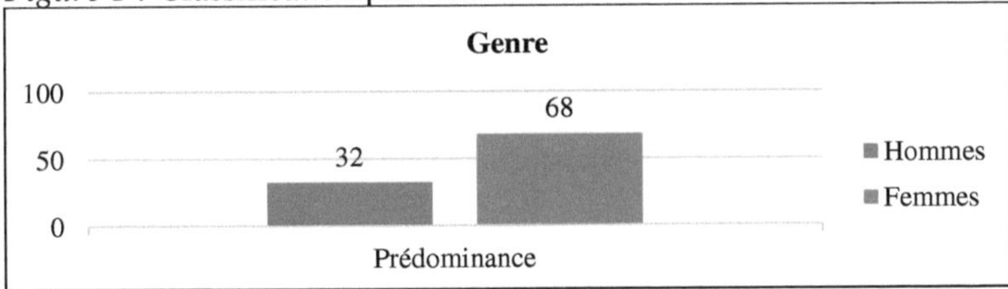

Source : District sanitaire 17D07
Préparé par : Angamarca, L et Changoluisa, G (2020).

Interprétation :

Comme nous pouvons le constater à partir des 100 % de la population du district sanitaire 17D07 Chillogallo-La Ecuatoriana, 68 % appartiennent au sexe féminin, tandis que les 32 % restants appartiennent au sexe masculin, cela signifie que le poste de type administratif est davantage occupé par des femmes.

5.2 Classification par tranche d'âge

Tableau 5

par tranche d'âge

Âge	Employés	Pourcentage
20-25	3	3%
26-30	16	16%
31-35	20	20%
36-40	21	21%
41-45	14	14%
46-50	26	26%
Total	**100**	**100%**

Source : District sanitaire 17D07
Préparé par : Angamarca, L et Changoluisa, G (2020).

Graphique 2 : Classification par tranche d'âge

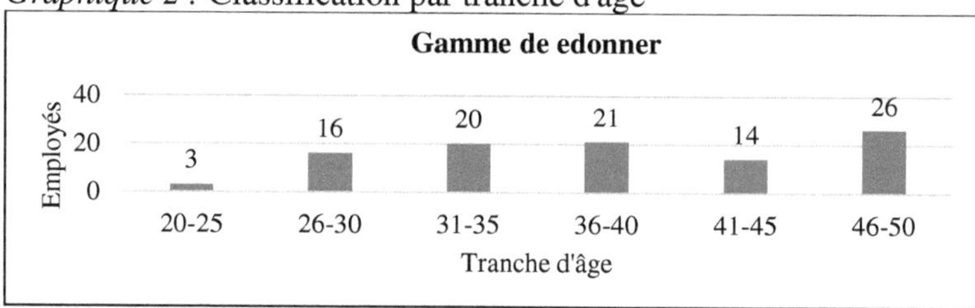

Source : District sanitaire 17D07
Préparé par : Angamarca, L et Changoluisa, G (2020).

Interprétation :

Comme on peut le voir sur 100 % de la population du district sanitaire 17D07 Chillogallo-La Ecuatoriana, 26 % des travailleurs ont entre 46 et 50 ans, 21 % entre 36 et 40 ans et une minorité de 3 % correspond aux 20-25 ans.

5.3 Classification en fonction de la douleur dans la région cervicale

Tableau 6

douleur dans la région cervicale

Douleur	Utilisateur	Pourcentage
0	52	52%
1	0	0%
2	2	2%
3	6	6%
4	3	3%
5	6	6%
6	4	4%
7	6	6%
8	13	13%
9	2	2%
10	6	6%
Total	**100**	**100%**

Source : District sanitaire 17D07
Préparé par : Angamarca, L et Changoluisa, G (2020).

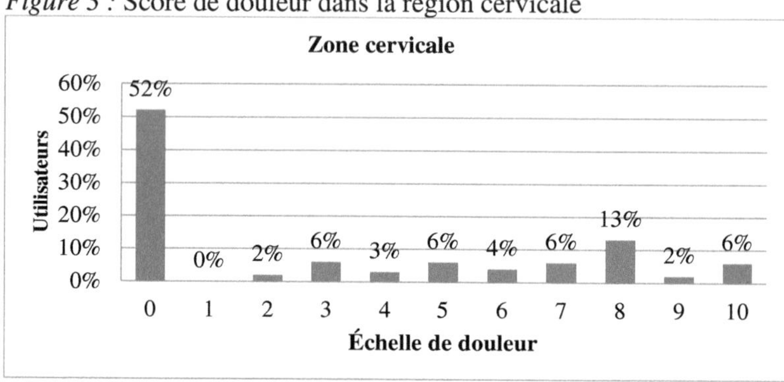

Figure 3 : Score de douleur dans la région cervicale

Source : District sanitaire 17D07
Préparé par : Angamarca, L et Changoluisa, G (2020).

Interprétation :

Le graphique montre que 52% expriment leur douleur avec un score de 0 dans la région cervicale, 24% avec un score de 3,5,7 et 10, respectivement ; tandis que 13% suggèrent une fourchette de 8, qui selon la littérature sur l'échelle de la douleur présente une intensité sérieuse ; ceci est dû au maintien d'une posture de flexion statique lorsque l'on se trouve devant l'ordinateur car la hauteur de l'ordinateur est inférieure à la ligne de vue horizontale.

5.4 Classification de la douleur dans la région dorsolombaire

Tableau 7
dans la région dorsolombaire

Douleur	Utilisateurs	Pourcentage
0	40	40%
1	0	0%
2	0	0%
3	5	5%

4	2	2%
5	14	14%
6	8	8%
7	10	10%
8	12	12%
9	5	5%
10	4	4%
Total	**100**	**100%**

Source : District sanitaire 17D07
Préparé par : Angamarca, L et Changoluisa, G (2020).

Figure 4 : Score de douleur dans la région dorsolombaire

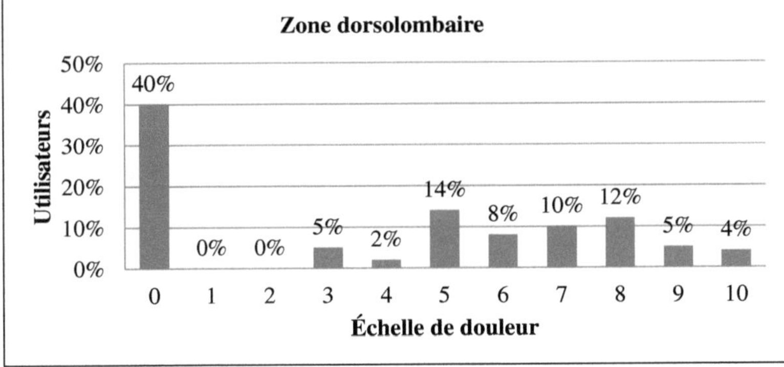

Source : District sanitaire 17D07
Préparé par : Angamarca, L et Changoluisa, G (2020).

Interprétation :

Selon le graphique, 40% manifestent leur douleur avec un score de 0 dans la région dorsolombaire, 14% avec un score de 5, tandis que 12% révèlent une douleur dans une fourchette de 8 et 10% avec l'équivalent de 7, ce qui montre que ceux qui présentent une douleur, leurs scores selon leur perspective ont une intensité modérée selon l'échelle de douleur de 1 à 10 ; cela est dû au fait de ne pas changer de position lorsqu'ils sont assis ou de garder les jambes croisées lors de l'exécution de leurs tâches.

5.5 Classification des douleurs à l'épaule

Tableau 8
douleur à l'9

Douleur	Utilisateurs	Pourcentage
0	69	69%
1	0	0%
2	0	0%
3	5	5%
4	2	2%
5	4	4%
6	5	5%
7	3	3%
8	7	7%
9	1	1%
10	4	4%
Total	**100**	**100%**

Source : District sanitaire 17D07
Préparé par : Angamarca, L et Changoluisa, G (2020).

Figure 5 : Score de la douleur à l'épaule

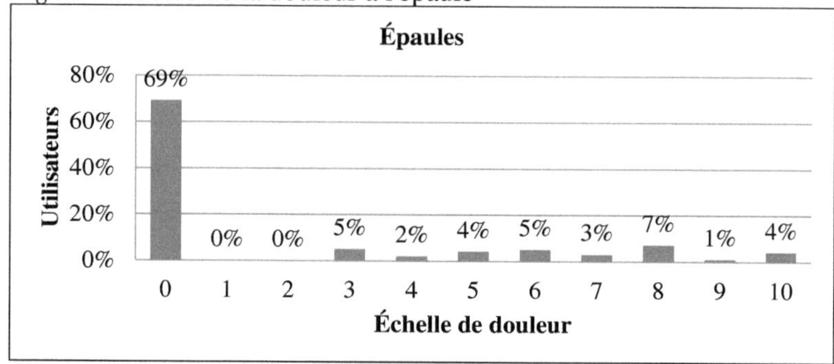

Source : District sanitaire 17D07
Préparé par : Angamarca, L et Changoluisa, G (2020).

Interprétation :

Comme on peut le voir sur le graphique, 69% montrent leur douleur avec un score de 0 dans les épaules, 10% avec un score de 3 et 6, respectivement, tandis que 8% montrent une douleur dans une fourchette de 5 et 10, et enfin 7% avec l'équivalent de 8, ce qui montre que ceux qui présentent une douleur, leurs scores selon leur perspective ont une intensité modérée selon l'échelle de douleur de 1 à 10, puisqu'ils adoptent une posture soutenue au niveau scapulaire (élévation et abduction), ceci est lié à la distance entre l'ordinateur et l'opérateur.

5.6 Classification de la douleur au bras

Tableau 10

*douleur au*11

Douleur	Utilisateurs	Pourcentage
0	93	93%
1	0	0%
2	1	1%
3	0	0%
4	0	0%
5	2	2%
6	0	0%
7	1	1%
8	0	0%
9	2	2%
10	1	1%
Total	**100**	**100%**

Source : District sanitaire 17D07
Préparé par : Angamarca, L et Changoluisa, G (2020).

Figure 6 : *Score de douleur au bras*

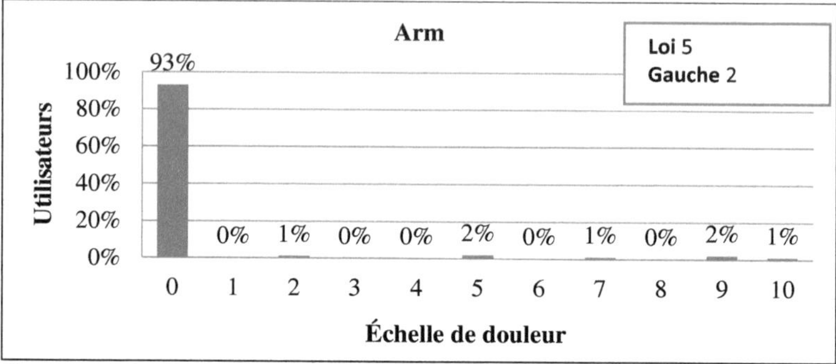

Source : District sanitaire 17D07
Préparé par : Angamarca, L et Changoluisa, G (2020).

Interprétation :

Le graphique montre que 93% présentent leur douleur avec un score de 0 dans le bras, 4% avec un score de 5 et 9, tandis que 3% dans une fourchette de 2, 7 et 10, ce qui montre que ceux qui présentent une douleur, leurs scores selon leur perspective, ont une intensité modérée à sévère selon l'échelle de douleur de 1 à 10 et selon la littérature, la douleur dans le bras droit est due à la dominance de l'hémicorps, qui était principalement de la main droite.

5.7 Classification de la douleur au poignet

Tableau 12
*douleur au*13

Douleur	Utilisateurs	Pourcentage
0	59	59%
1	0	0%
2	3	3%
3	2	2%
4	5	5%
5	11	11%

6	8	8%
7	2	2%
8	4	4%
9	3	3%
10	3	3%
Total	**100**	**100%**

Source : District sanitaire 17D07
Préparé par : Angamarca, L et Changoluisa, G (2020).

Figure 7 : *Score de la douleur au poignet*

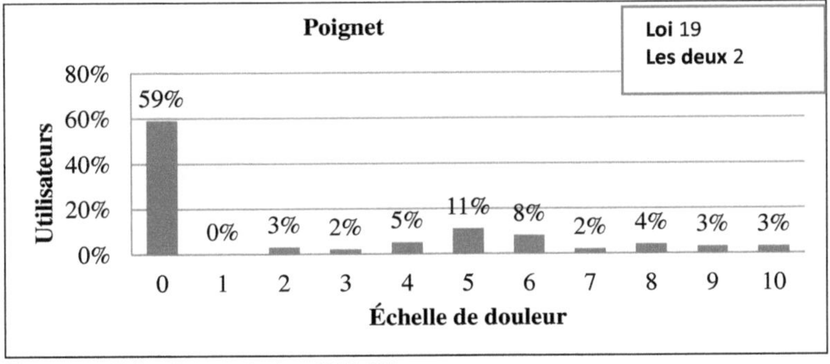

Source : District sanitaire 17D07
Préparé par : Angamarca, L et Changoluisa, G (2020).

Interprétation :

Le graphique montre que 59% manifestent leur douleur avec un score de 0 au poignet, 11% avec un score de 5, 9% révèlent une douleur dans une fourchette de 2,9 et 10 et enfin 8% avec un équivalent de 6, ce qui montre que ceux qui présentent une douleur, leurs scores selon leur perspective ont une intensité modérée-grave selon l'échelle de douleur de 1 à 10. En outre, la douleur est plus importante au poignet droit, en raison de la dominance de l'hémicorpus et du travail dynamique de la zone lors de l'exécution des activités.

5.8 Classification de la douleur aux doigts

Tableau 14

Douleur	Utilisateurs	Pourcentage
0	77	77%
1	0	0%
2	1	1%
3	1	1%
4	2	2%
5	7	7%
6	4	4%
7	2	2%
8	2	2%
9	2	2%
10	2	2%
Total	**100**	**100%**

Source : District sanitaire 17D07
Préparé par : Angamarca, L et Changoluisa, G (2020).

Figure 8 : Score de la douleur au doigt

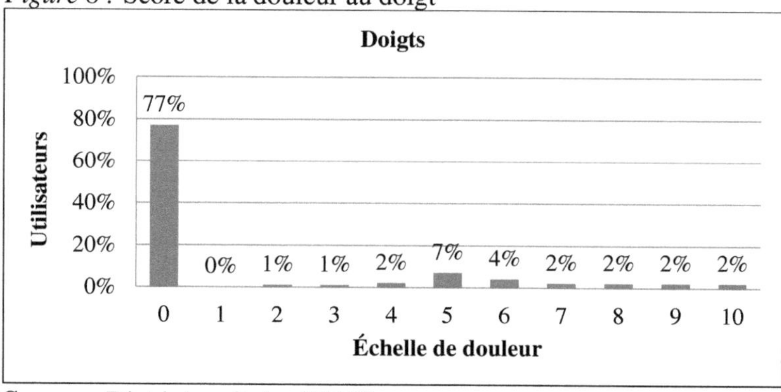

Source : District sanitaire 17D07
Préparé par : Angamarca, L et Changoluisa, G (2020).

Interprétation :

Selon le graphique, 77% manifestent leur douleur avec un score de 0 dans les doigts, 10% avec un score de 4, 7, 8, 9 et 10, respectivement, tandis que 4% révèlent une douleur dans une fourchette de 6 et 2% avec l'équivalent de 2 et 3, ce qui montre que ceux qui présentent une douleur, leurs scores selon leur perspective ont une intensité modérée à sévère selon l'échelle de douleur de 1 à 10.

5.9 Classification de la douleur en fonction de la zone prédominante

Tableau 15
douleur

Zone	Score	Pourcentage
Cervicales	48	23%
Dorsolumbar	60	29%
Épaules	31	15%
Arm	7	3%
Poupée	41	20%
Doigts	23	11%
Total	210	100%

Source : District sanitaire 17D07
Préparé par : Angamarca, L et Changoluisa, G (2020).

Figure 9 : Zone prédominante de la douleur

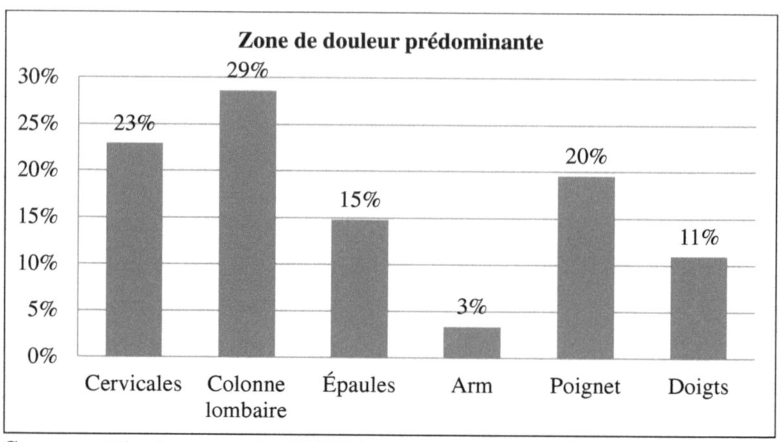

Source : District sanitaire 17D07
Préparé par : Angamarca, L et Changoluisa, G (2020).

Interprétation :

Comme le montre le graphique, la zone de douleur la plus prédominante selon le point de vue de l'utilisateur, avec un score de 29%, est la zone dorsolombaire, étant le score le plus élevé, suivie par la zone cervicale avec 23%, 15% reflète une douleur dans les épaules, tandis que 3% correspond aux bras ; En relation avec ce que nous dit la littérature, que les douleurs sont dues à l'absence de support basé sur la courbure de la colonne vertébrale, causée par l'utilisation de chaises non ergonomiques, de même qu'à l'adoption et au maintien d'une mauvaise posture (courbure) puisque le sujet reste de manière statique pendant de longues périodes de travail, et enfin 20 % et 11 % font référence à des douleurs au niveau du poignet et des doigts, puisqu'ils exécutent un mouvement continu avec des répétitions constantes.

5.10 Classification des niveaux de risque

Tableau 16
*niveaux de*17

Zone	Travailleur	Pourcentage

Optimal	3	3%
Acceptable	3	3%
Très léger	19	19%
Léger	27	27%
Moyen	38	38%
Haut	10	10%
Total	**100**	**100%**

Source : District sanitaire 17D07
Préparé par : Angamarca, L et Changoluisa, G (2020).

Figure 10 : Classification des niveaux de risque

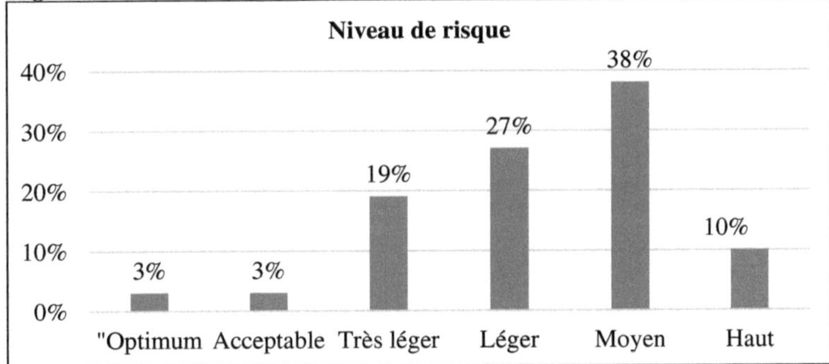

Source : District sanitaire 17D07
Préparé par : Angamarca, L et Changoluisa, G (2020).

Interprétation :

Le graphique montre que 38% des travailleurs ont un risque moyen d'acquérir des troubles musculo-squelettiques. L'action suggérée consiste donc à améliorer d'urgence le travail, la surveillance médicale et la formation ; Alors que 10% de la population a un niveau élevé, cela signifie que les mesures à suivre doivent être immédiates, sinon elles déclencheront des problèmes futurs en réduisant leurs performances au travail, 27% nécessitent également une action sur les conditions de travail mais celle-ci est de nature préventive, l'addition de tous ces résultats montre que l'entreprise a besoin de mesures correctives, dans plus de la moitié des utilisateurs évalués, 19% se réfèrent à une exposition très légère donc une nouvelle analyse du site est recommandée et enfin 6% des travailleurs n'ont pas besoin d'une action urgente car ils sont dans la fourchette optimale.

5.11 Classification des facteurs de risque

Tableau 18
*facteurs de*19

Facteurs	Travailleur	%
Aucune	26	26%
Autres (Outils)	5	5%
Force	3	3%
Posture	30	30%
Fréquence	21	21%
Recouvrement	15	15%
Total	**100**	**100%**

Source : District sanitaire 17D07
Préparé par : Angamarca, L et Changoluisa, G (2020).

Figure 11 : Classification des facteurs de risque

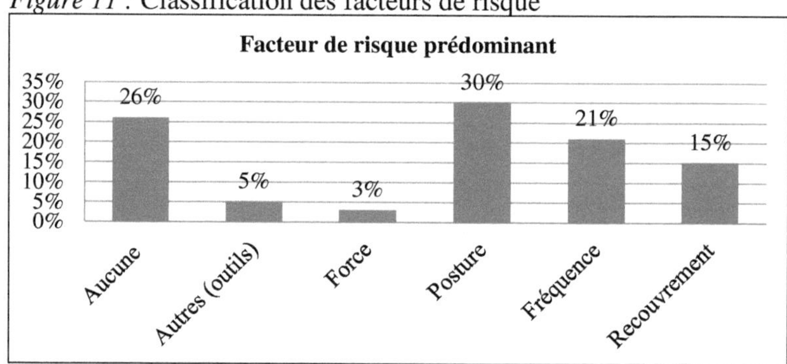

Source : District sanitaire 17D07
Préparé par : Angamarca, L et Changoluisa, G (2020).
Interprétation :

Le graphique montre que le principal facteur de danger pour l'acquisition de troubles musculo-squelettiques chez les employés du district sanitaire 17D07 Chillogallo-La Ecuatoriana qui sont exposés au travail avec des écrans de visualisation de données est la posture, avec une fourchette de 30%, qui se réfère au maintien de postures forcées et soutenues pendant une longue période au niveau des cervicales, des dorsolombes et des épaules ; suivent avec 26% ceux qui ne présentent pas de risque d'agent détonant ; bien que la fréquence soit responsable de la mesure du nombre d'actions statiques et dynamiques par unité de temps mesurée en secondes, elle a un score de 21% dans les zones du poignet et de la main, puisqu'elles effectuent un mouvement continu (dynamique) ; On observe également que l'élément de récupération comprend un score de 15 % puisqu'il valorise les périodes de repos dans la tâche répétitive, qu'elle soit imposée par l'entreprise ou par le travailleur ; 5 % qui est équivalent aux facteurs additionnels, qui sont des outils utilisés par l'utilisateur pour la bonne exécution de ses tâches ; enfin, la force avec 3 % correspond à la capacité physique dans le sens de soulever ou de tenir des objets à un moment donné et a été trouvée dans le personnel de l'entrepôt en raison de l'effort physique pour entrer ou expédier des médicaments aux unités de santé.

CONCLUSIONS

- Dans le district 17D07, le segment qui fait référence à la sensation subjective de douleur de la part des travailleurs est la région dorsale-lombaire avec un pourcentage de 29%, suivie par la région cervicale avec 23%, ce qui est dû à une posture maintenue pendant de longues périodes au cours de la journée de travail lors de l'utilisation d'écrans d'affichage de données, l'affectation des épaules et des bras est également liée à une position statique, tandis qu'au niveau des poignets et des doigts, elle est de type dynamique. En outre, la gamme des malaises mentionnés varie entre 8 et 10, ces derniers avec une population minimale, liée aux années d'ancienneté sur le lieu de travail.

- 38% des travailleurs des zones administratives et opérationnelles ont un risque moyen d'acquérir des troubles musculo-squelettiques, donc l'action suggérée est d'améliorer la position, la supervision médicale et la formation de manière urgente, tandis que 10% de la population a un niveau de danger élevé, ce qui signifie que les mesures à prendre doivent être immédiates, si elles ne sont pas appliquées, elles pourraient déclencher des problèmes futurs en réduisant leur performance au travail ; tandis que 27% exigent également des actions dans les conditions de travail mais elles sont de type préventif, l'addition de tous ces résultats nous permet de savoir que l'entreprise a besoin de mesures correctives, dans plus de la moitié des utilisateurs évalués.

- Les facteurs qui interviennent pour avoir des niveaux de risque d'acquérir des troubles ostéomusculaires dans la journée de travail est la posture due à la position forcée et soutenue pendant une longue période au niveau cervical, dorsolombaire et de l'épaule ; suivi par l'agent de fréquence, étant affecté les zones du poignet et des doigts, car ils font un mouvement dynamique continu ; Le facteur de récupération, cependant, est affecté par le non-respect du reste que l'entreprise offre et que le travailleur n'exécute pas en raison de la demande de travail. Enfin, les facteurs supplémentaires sont liés à la force due à l'utilisation d'outils et à l'effort physique du personnel de l'entrepôt lors de l'entrée ou de l'envoi de médicaments aux unités sanitaires.

RECOMMANDATIONS

- Respecter les horaires et les pauses ainsi que la pause active proposée par l'entreprise afin de prévenir les blessures futures et l'acquisition de troubles musculo-squelettiques en mettant en œuvre des exercices de renforcement, ainsi que des étirements des zones cervicales et lombaires dorsales afin de réduire ainsi l'amplitude de la douleur en restant en position statique pendant l'exécution des activités de travail, ce qui améliore les performances et le confort de la journée de travail.

- Appliquer des mesures correctives basées sur l'amélioration du lieu de travail par des adaptations en fonction des besoins individuels du travailleur, telles que l'utilisation de la souris et du clavier pour prévenir les blessures aux tendons des poignets et des doigts, l'utilisation de repose-pieds pour les sujets de faible taille et l'ajustement de la hauteur du moniteur pour diminuer le mouvement de flexion dans la région cervicale ; de même, la formation basée sur l'éducation posturale, les changements de position et de tâche diminuant la charge de travail, en plus de nécessiter des examens médicaux périodiques.

- Effectuer une évaluation approfondie de chacun des facteurs qui interviennent dans la performance au travail pour réduire l'apparition de troubles musculo-squelettiques acquis au cours de la journée de travail, car la détermination des causes peut prévenir leurs effets à court, moyen et long terme.

FLOWCHART

Figure 12 : Procédure pour le risque d'acquisition de troubles musculo-squelettiques

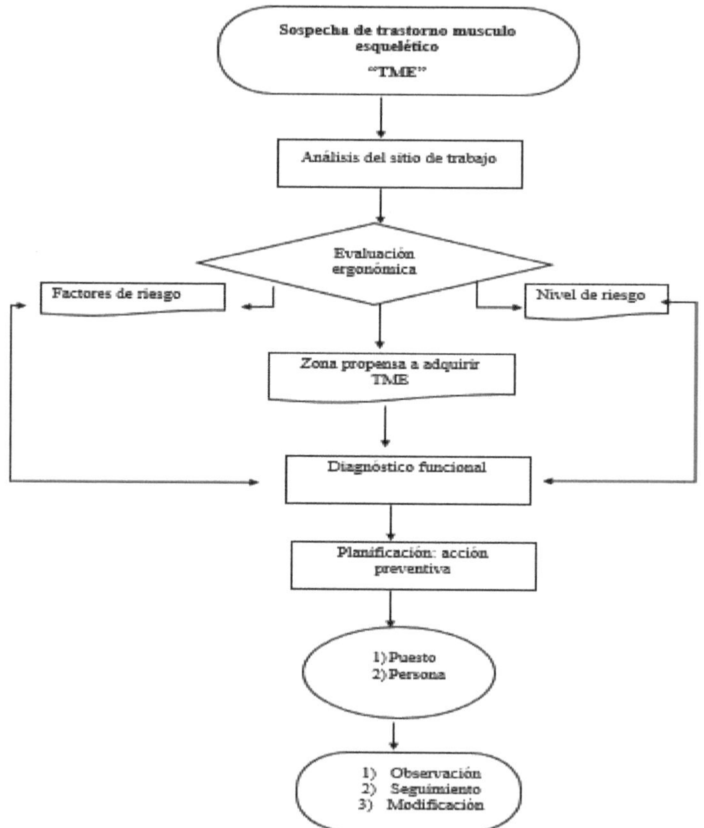

Source : District sanitaire 17D07
Préparé par : Angamarca, L et Changoluisa, G (2020).

ENQUÊTE SUR LE SITE

Entreprise : Dirección Distrital de Salud 17D07 Chillogallo a la Ecuatoriana.

Le ministère de la santé publique, par l'arrêté ministériel n° 001064 du 31 mai 2012, publié au registre officiel n° 734 du 28 juin 2012, a créé la coordination sanitaire de zone 9 couvrant la province de Pichincha, plus précisément le canton de Quito, sous sa supervision le district sanitaire 17D07 Chillogallo a la Ecuatoriana, dont la mission est de coordonner, contrôler et planifier les actions liées à la surveillance de la santé publique, en assurant la fourniture de services de soins, en promouvant la prévention des maladies, la promotion de la santé et l'égalité des droits, grâce à la gouvernance de la santé et à la participation des citoyens.

Activités sur le lieu de travail

- Gestion des procédures financières, comptables et fiscales.
- Supervision de la gestion de trésorerie et étude de faisabilité des projets d'investissement.
- Préparation et traitement des documents internes et externes.
- Assistance directe aux utilisateurs
- Plaintes et incidents par voie électronique et téléphonique.

Comportement humain

- Travail de type sédentaire léger dont la dépense énergétique est comprise entre 1 et 2 MET, dans l'aspect administratif
- Selon la zone d'entrepôt, chargée de l'expédition et de la livraison des médicaments, une dépense énergétique modérée est nécessaire, car il y a des produits pesant plus de 15 kg.
- Il y a une fatigue oculaire sur une longue période devant l'ordinateur.
- Elle requiert une coordination motrice précise et aucune déficience visuelle.

Machines, outils et matériaux

- Ordinateur.
- Imprimeur.
- Téléphone.
- Fournitures de bureau.
- Médicaments et fournitures médicales.

Critères de performance

- Cela se fait avec l'entrée dans les systèmes respectifs du ministère de la santé.
- Pour qu'il y ait des soins directs aux patients, il faut que l'information des usagers soit reçue et que les soins soient prodigués en fonction de chaque spécialité, qu'il s'agisse de médecine générale, d'obstétrique, de dentisterie, de réadaptation ou de psychologie.
- Pour qu'il y ait un inventaire des fournitures, matériaux et médicaments, le nombre, le coût et la date de délivrance doivent être entrés dans le système et répertoriés, ce qui permet de contrôler les dépenses dans chaque unité de santé.

Contexte de l'emploi

Gestion du district :

- Un espace suffisant, pour un bon déplacement et développement des fonctions.
- Trop d'éclairage, trop de luminosité sur l'écran et pas assez d'affichage
- La température et la ventilation sont élevées dans certaines sections.
- Utilisation abusive d'outils, les ordinateurs étant portables et leurs écrans étant hors de l'angle de vision.

Cave :

- Espace réduit et présence de stands dans chaque section, ce qui produit une surcharge et ne permet pas un mouvement adéquat.
- L'éclairage est adapté aux activités administratives et opérationnelles.

- La température est basse, en raison de la présence de médicaments qui nécessitent un refroidissement avec une ventilation adéquate.
- Utilisation d'outils inappropriés, car le médicament est hors de portée de la personne.

Les centres de santé :

- L'espace est réduit, puisque certains centres sont adaptés aux maisons communales par le fait d'un réaménagement, empêchant ainsi le déplacement et le développement des fonctions respectives,
- L'éclairage est mauvais, en raison du manque de connexion électrique dans certaines sections, ce qui entraîne une plus grande fatigue visuelle.
- La température est très basse, en raison de l'emplacement du secteur et de la saison hivernale, il n'y a donc pas de thermostat pour réguler la température.
- L'utilisation d'outils et de machines, est inadéquate, car les claviers, les souris sont obsolètes, donc il doit générer plus de pression ; les chaises ne sont pas ergonomiques, produisant des douleurs et de la fatigue pendant la journée de travail ; les tables sont hautes donc cela produit chez la personne une hyperextension des coudes.
- La présence de bruit est très importante, car la zone d'admission est directe avec la salle d'attente et la salle d'urgence est directe avec chacun des bureaux.

  Il y a une exception, le centre de Guamaní pour le type C, a des conditions optimales dans l'environnement de travail, en tenant compte du fait que la présence de bruit est très élevée dans la section des vaccins, de la dentisterie et de l'orthophonie.

Exigences personnelles

- Personnel âgé de plus de 18 ans.
- Achèvement de l'enseignement secondaire et supérieur.
- Gestion et connaissances liées à la santé
- Gestion dans les programmes informatiques.

MÉCANISMES ET SYSTÈME D'ÉVALUATION

Tableau 20

*et systèmes d'*21

Évaluations	Procédure
EVA	Question directe du point de vue du travailleur
Liste de contrôle de l'OCRA	Observation directe sur le lieu de travail

Source : District sanitaire 17D07
Préparé par : Angamarca, L et Changoluisa, G (2020).

OBJECTIF GLOBAL

Adapter le lieu de travail en fonction des besoins des travailleurs en mettant en œuvre le protocole de prévention des futures lésions musculo-squelettiques sur le lieu de travail.

Mesures correctives sur le lieu de travail

Tableau 22
mesures correctives sur le lieu de travail

Composante	Objectif spécifique	Adaptation	Zone autour de	Temps/ Durée
			Description	
Physicien		Président	• Le siège doit être considéré comme ayant un dossier haut, à la fois pivotant et avec des accoudoirs, pour donner de la stabilité à la position assise. • Promouvoir l'utilisation de fauteuils roulants pour assurer une plus grande accessibilité sur le lieu de travail.	Le nécessaire

Atteindre un degré de confort plus élevé pour la bonne exécution des tâches	Titulaire du document	• Choisissez de placer votre sac enroulé ou un coussin entre le siège et le dossier, pour diminuer le mal de dos tout en conservant la courbure de la colonne vertébrale. • Il doit être placé verticalement avec un léger degré d'inclinaison, ce qui réduit le nombre d'actions lors de la saisie des informations dans l'ordinateur. • Il doit y avoir de la lumière naturelle et artificielle, cette dernière ne devant pas être située trop haut, afin de fournir un bon éclairage lors de l'exécution des activités.	Dans le cadre d'un travail mixte
	Éclairage	• Diminuer la lumière incandescente, car elle génère des problèmes visuels et consomme beaucoup d'énergie électrique. • Placez des stores sur les fenêtres pour éviter les reflets inutiles.	Une fois

Repose-pieds	• Changez ou déplacez l'ordinateur en évitant le contact direct avec la lumière naturelle. • Placez une lampe générant un support latéral et évitant la fatigue visuelle. • Intégrer l'utilisation de repose-pieds pour améliorer la posture et réduire la tension dans les jambes, le dos et la nuque. • Évitez de croiser les jambes, car cela affecte la circulation en produisant une parésie et une compression à long terme du nerf sciatique	Par défaut
Clavier et souris	• Utilisez des tapis ergonomiques ou placez un coussin au niveau du poignet tout en gardant une position neutre et en évitant l'apparition du syndrome du canal carpien. • Aucune force ne doit être exercée au moment de la pression, ce qui limite	Par défaut

	les déviations excessives du poignet et de la main.	
	• Adaptez la souris au côté dominant, qu'elle soit droitière ou gauchère.	
	• Positionnez le moniteur à une hauteur de 60 à 80 cm par rapport à l'utilisateur, en évitant les compensations optiques et les postures vicieuses.	
Moniteur	• Positionnez le moniteur à un angle de 30 ou 40° pour une accommodation binoculaire équilibrée.	Par défaut
	• Ajustez l'éclairage et le contraste en fonction du confort de l'utilisateur.	

Source : (Donoso, 2014)
Préparé par : Angamarca, L et Changoluisa, G (2020).

Mesures correctives sur la personne

Tableau 23

mesures correctives dans la personne

	Domaine fonctionnel			
Composante	Objectif spécifique	Activité	Description	Temps/ Durée
Neuromuscul aire/ Moteur		Enseignement postural	• Position assise : la position commence par être droite, tête neutre, épaules détendues, pieds au sol ne croisant pas les jambes), coude à hauteur de table à 90° et le bord supérieur de l'écran par rapport à la hauteur des yeux. • Position de l'avant-bras, du poignet et de la main : doit être neutre, parallèle au plan de la table, sans déviation. • Position debout : l'angle d'inclinaison ne doit pas dépasser 15°, en évitant les inclinaisons vers l'arrière ou vers l'avant ; l'inclinaison latérale ou de torsion ne	Par défaut

79

Activer les muscles inhibés pour prévenir les blessures avec complications futures	Extensions	doit pas dépasser 10°, également appliquée à la région du cou. • Zone cervicale : pour effectuer les mouvements de flexion et d'extension du cou, il faut d'abord croiser les mains, plier l'épaule, étendre le cou et placer les mains sur la zone occipitale, en amenant le menton vers le sternum ; pour le mouvement d'inclinaison, il faut placer le bras gauche en pliant le coude à la hauteur du dos, puis il faut plier le cou vers la droite à l'aide de la main, répéter avec l'autre bras, enfin la circonduction qui est la rotation complète du cou. • Zone lombaire dorsale : Placez vos mains croisées dans la zone occipitale, amenez vos bras à la ligne médiane, puis séparez-les en joignant vos omoplates. Assis et appuyés sur la table, nous faisons tourner le bassin en arquant le dos, puis nous amenons le	3 fois en tenant 30 secondes

pubis vers la poitrine en contractant l'abdomen. En amenant le genou sur la poitrine et en se tenant debout sur la chaise, on place le pied sur la cuisse opposée, puis on croise la jambe et on pousse vers le bas. 30 secondes.

- Poignet : avant-bras placé en supination, flexion dorsale de la paume, puis le pouce sera étiré. Mobilisation neurale : placer l'épaule en abduction à 90°, fléchir le coude pendant que le poignet effectue une flexion dorsale, puis étendre le coude avec une flexion palmaire du poignet

- Faites varier la position assise avec la position debout.

Petites pauses

- Marcher, éviter la sédentarité et permettre une bonne circulation.   5 minutes

- Concentrez-vous sur un objet à une distance de 6 m et observez pendant 20

Cognitif	Repos oculaire	secondes, en évitant de solliciter les muscles ciliaires de l'œil. • Ouvrez et fermez vos paupières, regardez sans bouger la tête de droite à gauche et de haut en bas.	Toutes les 20 minutes
	Domaine mental		
	Changement de mission	• Remplacer une tâche complexe par une tâche plus simple qui ne nécessite pas de mouvements répétitifs	Par défaut
	Table de travail (Quadrant temporel)	• Classez les tâches selon 4 quadrants : urgentes, les tâches qui doivent être effectuées sur place ; non urgentes mais importantes, fait référence à la nourriture, à l'exercice, à la planification ; suivies par urgentes mais non importantes, fait référence aux interruptions téléphoniques ou aux réunions, et non urgentes mais importantes, le temps passé à des distractions.	Le nécessaire

Emotionnel - Affectif	Réduire les problèmes de comportement liés à la charge de travail.	Eau potable	• Gardez un récipient avec de l'eau sur votre bureau, lorsque vous aurez fini de le remplir à nouveau de cette façon, vous éviterez la sédentarité et vous aiderez à mieux vous hydrater. • Allongez-vous sur le dossier de la chaise et regardez le plafond à un certain moment.	Boire 2 litres d'eau
		L'esprit vide	• Gardez l'esprit vide et imaginez des situations qui vous apportent du plaisir ou de la satisfaction.	10 minutes
		Techniques de respiration	• Effectuer la respiration profonde : partie de l'inhalation, maintien et exhalation • Exécutez la respiration Nadi Shodhana : vous devez d'abord inhaler en couvrant une narine et expirer en couvrant l'autre narine.	3-5 respirations
		Écouter de la musique	• Passif : Jouer sa chanson préférée aide à maintenir la motivation car le cerveau libère de la dopamine.	Par défaut

Source : (Donoso, 2014)

Préparé par : Angamarca, L et Changoluisa, G (2020)

Álvarez, J. (2007). Ergonomie médico-légale, Expertise en matière de prévention des risques professionnels. Récupéré sur https://books.google.com/books/about/Ergonom%C3%ADa_for ense_e_book.html?hl=es&id=Li7nlBUQHlMC

ARIA. (2012). Consulté sur https://www.1aria.com/docs/sections/areaDolor/escalasValoraci on/EscalasValoracionDolor.pdf

Baydur, H. E. (2016). LES EFFETS DE L'INTERVENTION ERGONOMIQUE PARTICIPATIVE SUR LE DÉVELOPPEMENT DES TROUBLES MUSCULO-SQUELETTIQUES DES MEMBRES SUPÉRIEURS ET LE HANDICAP CHEZ LES EMPLOYÉS DE BUREAU UTILISANT UN ORDINATEUR. *Journal of Occupational Health* , 297-309.

Cañabate, D., & Soler, A. (2017). *Mouvement et langage* (Première édition). (Hurtado, Ed.) Barcelone : GRAÔ.

Cañas, J. (2009). Ergonomie dans les systèmes de travail. Grenade : Blanca Impresores S.L.

DÎNER. (2018). Consulté sur https://www.cenea.eu/metodo-ocra-checklist-movimientos-repetitivos/

Chávez, F. (avril 2011). La thérapie par la danse comme proposition d'exercice. *L'Univers*.

Diego-Mas, J. A. (2015). *Ergonautes.* Consulté en 2019, sur https://www.ergonautas.upv.es/metodos/ocra/ocra-ayuda.php

Donoso Garrido, P. (2014). *Syndromes invalidants dans la réadaptation.* Créatif.

Donoso Patricio. (2014). *Ergonomie dans la médecine de réadaptation.* Quito : Creactivo.

Ergonautes. (2015). *Ergonautas.upv.es.* Consulté sur https://www.ergonautas.upv.es/metodos/ocra/ocra-ayuda.php

Ergonomie. (2019). Rayonnement du mot ergonomie. *Magazine chilien.*

Fernandez, G. R. (2007). Troubles musculo-squelettiques. Dans le *Manual de prevención de riesgos laborales para no iniciados* (p. 130-140). Espagne : Club Universitario.

Fondation d'État pour la prévention des risques professionnels. (2017). *Les troubles musculo-squelettiques liés au travail.* Madrid : Blanca Impresores S.L. Obtenu auprès de http://www.ugt.es/sites/default/files/folleto_tme_web.pdf

Fondation pour la prévention des risques professionnels. (2015). *Identification et évaluation des facteurs de risque ergonomiques.* Récupéré sur http://istas.net/web/cajah/Guiametodos.pdf

Gonzales, A. (2006). *Ergonomie et psychosociologie.* Barcelone : CE.

Hernández Gracia, T. J., Castillo Gallegos, F., Sánchez Monjaraz, G., & Corichi García, A. (2015). Risques liés à l'utilisation d'écrans d'affichage de données chez les travailleurs des entreprises de taille moyenne de l'État d'Hidalgo. *Journal scientifique européen,* 123-131.

Institut de la sécurité et de la santé au travail. (2008). *TROUBLES MUSCULO-SQUELETTIQUES (TME) DU MEMBRE SUPÉRIEUR.* Récupéré du fichier:///C:/Users/Jenny%20Diaz/Téléchargements/31393-31393-25%20ficha%20divulgativaTME.pdf

ISTAS. (2015). *Outils de prévention des risques professionnels pour les PME.* Consulté sur www.istas.net :

http://www.istas.net/web/cajah/M3.FactoresRiesgosYCausas.pd
f

Johnson WD. (2012). Risques sur une période prolongée devant un
ordinateur. *revinfcie,* 18. Consulté sur
https://www.medigraphic.com/pdfs/revinfcie/ric-
2016/ric161r.pdf

Korhan, O. y. (2010). Un modèle d'évaluation des risques d'accidents
du travail liés aux troubles musculo-squelettiques et à leurs
fréquences chez les utilisateurs d'ordinateurs. *Scielo,* 868-877.
Obtenido de
http://scielo.isciii.es/scielo.php?script=sci_nlinks&pid=S0465-
546X201700020016700055&lng=en

Korpinen L., e. a. (2012). Symptômes physiques signalés par les cols
blancs et associés à l'utilisation d'ordinateurs. *Scielo,* 137-147.
Obtenido de
http://scielo.isciii.es/scielo.php?script=sci_nlinks&pid=S0465-
546X201700020016700059&lng=en

Laurig, w. y. (2012). Chapitre 29 : Ergonomie. Dans *Outils et
approches : aspects physiques et psychologiques* (pp. 35-41).

Leijon, O. e. (2006). Une analyse exploratoire par grappes des
conditions de travail et de vie. *Pubmed,* 189-204. Obtenir de
http://www.ncbi.nlm.nih.gov/pubmed/16971766?itool=EntrezS
ystem2.PEntrez.Pubmed.Pubmed_ResultsPanel.Pubmed_RVDo
cSum&ordinalpos=1

Lino Carmenate Milián, F. A. (2014). *Manuel des mesures
anthropométriques.* Costa Rica : Saltra.

Luttmann, A., Jager, M., & Griefahn, B. (2004). *Prévention des
troubles musculo-squelettiques sur le lieu de travail.* Consulté
sur apps.who.int :
https://apps.who.int/iris/bitstream/handle/10665/42803/9243590
537.pdf?sequence=1&isAllowed=y

MC Mutual. (2008). Positions et mouvements adoptés. *Prévention des risques professionnels dans les bureaux et les succursales.* Barcelone, Espagne. Récupéré sur http://www.fauca.org/wp-content/uploads/2017/10/manual_prl-oficinas-y-despachos-MC-Mutual.pdf

Mikkelsen, S. e. (2012). L'utilisation de l'ordinateur a-t-elle une incidence sur l'incidence de la douleur distale du bras ? *Scielo,* 139-152. Obtenido de http://scielo.isciii.es/scielo.php?script=sci_nlinks&pid=S0465-546X201700020016700063&lng=en

LE MINISTÈRE DE LA SANTÉ. (2016). *Responsabilité 2016.* COORDINATION ZONALE 9-HEALTH, Quito. Consulté sur https://www.salud.gob.ec/wp-content/uploads/2017/02/Rendicion_de_cuentas_2016_CZ9.pdf

Molina , J., Forns, J., Rodriguez, J., Sol, J., & López, C. (2017). Examen systématique des troubles visuels-occulinaires et musculo-squelettiques associés au travail avec des écrans d'affichage de données. *Scielo Journal,* 167-205. Extrait du Scielo Journal : http://scielo.isciii.es/scielo.php?script=sci_arttext&pid=S0465-546X2017000200167&lang=es#B63

Molina J., e. a. (2017). Examen systématique des troubles visuels-occulinaires et musculo-squelettiques associés au travail avec des écrans d'affichage de données. *Scielo.* Consulté sur http://scielo.isciii.es/scielo.php?script=sci_arttext&pid=S0465-546X2017000200167&lang=es#B63

Mondelo, P. R. (2013). Écrans d'affichage. Dans *Ergonomie 4 : Travailler dans les bureaux.* (p. 34-35). Barcelone.

Morales Quispe, J., Suaréz Oré, C. A., Paredes Tafur, C., Mendoza Fasabi, V., Meza Aguilar, L., & Colquehuanca Huamani, L. (2016). Troubles musculo-squelettiques chez les ramasseurs de déchets travaillant à Lima métropolitaine. *Scielo Peru Magazine.* Consulté sur

http://www.scielo.org.pe/scielo.php?script=sci_arttext&pid=S1
025-55832016000400007

Moreno Pérez, L. M. (2007). Répercussion du travail avec les écrans
d'affichage de données sur la santé des travailleurs. *Cuban
Journal of Ophthalmology v.20 n.2*.

Navas Cuenca, E. (2018). Conception du lieu de travail. Dans
Ergonomie (pp. 68-70). Magala, Espagne : ICB.

Navas Cuenca, E. (2018). Trabajo y Salud (Travail et santé). Dans
Prevención de riesgos laborales, sector servicios (pp. 21-26).
Mágala, Espagne : ICB.

Obregón Sánchez, M. G. (2016). Fondements de l'ergonomie. Dans
Antropometría y biomecánica (pp. 33-64). Mexique : Grupo
Editorial Patria.

Organisation internationale du travail. (26 de 4 2013). L'*OIT préconise
une action mondiale pour lutter contre les maladies
professionnelles*. Consulté sur https://www.ilo.org/global/about-
the-ilo/newsroom/news/WCMS_211645/lang--es/index.htm

Oroceno Aragón, M., & et al (2013). Théorie et méthodologie de
l'éducation physique. INDER.

Piñeda Geraldo, A. (25 de 5 de 2014). *dialnet.unirioja.es*. Obtenu
auprès de Ergonomic Handling for Display Screens :
https://dialnet.unirioja.es/servlet/articulo?codigo=6041509

Ritcher, H., et al. (2011). Interactions entre les yeux et le cou
déclenchées par un travail informatique déficient sur le plan
visuel. *Scielo,* 67-78. Obtenido de
http://scielo.isciii.es/scielo.php?script=sci_nlinks&pid=S0465-
546X201700020016700019&lng=en

Rodrigues, M. S. (2017). Différences entre les facteurs ergonomiques
et les postes de travail des informaticiens de bureau avec et sans
douleur musculo-squelettique déclarée. 563-572.

Rubio Romero, J. C. (2005). *Manuel pour la formation de haut niveau en matière de prévention des risques professionnels.* Espagne : Diaz de Santos.

Serrano, M., Caballero, A., Cañas, P., García, C. et Prieto, J. (2002). Évaluation de la douleur. *Sedolor*, 102. Consulté sur http://revista.sedolor.es/pdf/2002_02_05.pdf

Torres Laborde, J. L., & Jarramillo Naranjo, O. L. (2014). *Conception et analyse de l'emploi : outil de gestion du talent humain.* Barranquilla : Université du Nord.

Vargas, P. e. (2009). Global NursingNo. 32October2013Page 119 ENSEIGNEMENT - RECHERCHELes lésions musculo-squelettiques des membres supérieurs et de la région lombaire : caractérisation démographique et professionnelle. *Rete*, 120-130. Consulté   sur https://revistas.um.es/eglobal/article/view/eglobal.12.4.157351/ 153051

Vásquez, I. (mai 2016). Types d'études et méthodes de recherche. *gestiopolis.* Consulté sur https://nodo.ugto.mx/wp-content/uploads/2016/05/Tipos-de-estudio-y-m%C3%A9todos-de-investigaci%C3%B3n.pdf

Villacís Cruz, B. A., & al, e. (2008). *La población adulto mayor en la ciudad de Quito estudio de la situación sociodemográfica y socioeconómica.* Thèse de licence, Institut national des statistiques et des recensements (INEC), Quito.

Villalobos Tupia, J. E. (2018). *Tcybertesis.unmsm.edu.pe.* Obtenu auprès de Efficacité du programme d'ergonomie pour la réduction des gênes musculo-squelettiques et de la surcharge posturale chez les employés de bureau utilisant des ordinateurs dans   une   société   bancaire   : http://cybertesis.unmsm.edu.pe/bitstream/handle/cybertesis/103 92/Villalobos_tj.pdf?sequence=1&isAllowed=y

Watson, J. (2018). *MSD Manual s.com*. Consulté sur https://www.msdmanuals.com/es-ec/professional/trastornos-neurol%C3%B3gicos/dolor/evaluaci%C3%B3n-del-dolor

Zetterberg C., et al. (2013). Effets d'un travail visuellement exigeant à proximité sur l'activité des muscles trapèzes. *Scielo,* 1190-1198. Obtenido de http://scielo.isciii.es/scielo.php?script=sci_nlinks&pid=S0465-546X201700020016700056&lng=en

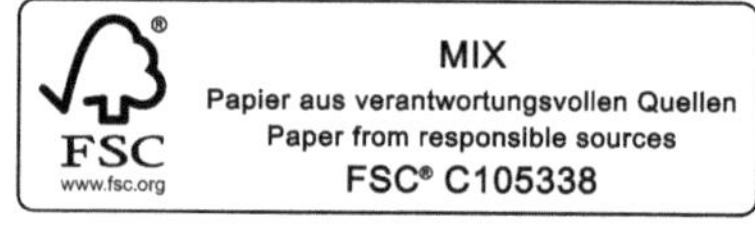

Printed by Books on Demand GmbH, Norderstedt / Germany